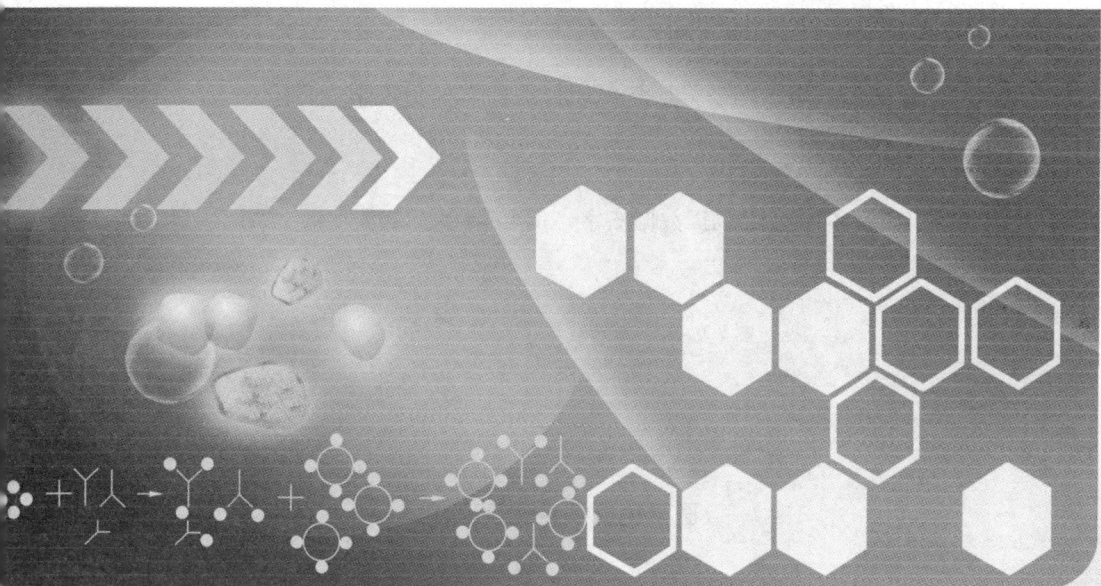

YIXUE MIANYI XUE SHIYAN JIAOCHENG

医学免疫学实验教程

主 编 霍 治 黎 明
副主编 刘碧源 常海燕 罗奇志
主 审 余 平

中南大学出版社
www.csupress.com.cn

图书在版编目(CIP)数据

医学免疫学实验教程/霍治,黎明主编. —长沙:中南大学出版社,
2014.3(2021.8 重印)

ISBN 978-7-5487-1051-6

Ⅰ.医… Ⅱ.①霍…②黎… Ⅲ.医药学—免疫学—实验—
教材 Ⅳ.R392-33

中国版本图书馆 CIP 数据核字(2014)第 043489 号

医学免疫学实验教程

主 编 霍 治 黎 明

□责任编辑 谢新元
□责任印制 唐 曦
□出版发行 中南大学出版社

社址:长沙市麓山南路 邮编:410083
发行科电话:0731-88876770 传真:0731-88710482

□印 装 长沙印通印刷有限公司

□开 本 720 mm×1000 mm 1/16 □印张 9.75 □字数 168 千字
□版 次 2014 年 3 月第 1 版 □2021 年 8 月第 4 次印刷
□书 号 ISBN 978-7-5487-1051-6
□定 价 28.00 元

医学免疫学实验教程

编写人员名单

主　编　霍　治　黎　明
副主编　刘碧源　常海燕　罗奇志
主　审　余　平
编　者　(按姓氏笔划排序)
余　平　中南大学基础医学院免疫学系
刘碧源　湖南中医药大学医学院免疫学教研室
罗奇志　中南大学基础医学院免疫学系
常海燕　湖南师范大学生命科学院
黎　明　中南大学基础医学院免疫学系
霍　治　中南大学基础医学院免疫学系

中南大学出版社
www.csupress.com.cn

目　　录

第一章　检测固有免疫功能实验

固有免疫亦称非特异性免疫或先天性免疫，是生物在长期种系进化过程中形成的一系列防御机制，也是机体抵御病原体入侵的第一道防线。固有免疫功能先天拥有，可以遗传给后代，作用迅速且对各种病原体或异物无选择性，没有免疫记忆。执行固有免疫功能的成分主要包括体表屏障（包括皮肤、黏膜及其分泌物，如皮脂腺分泌的不饱和脂肪酸，唾液腺分泌的溶菌酶等）、各种体内屏障（如血脑屏障、血胎屏障、血睾屏障等）、固有免疫细胞（中性粒细胞、单核－巨噬细胞、NK 细胞等）以及固有免疫分子（补体、溶菌酶、C反应蛋白等）。本章将介绍检测固有免疫功能的常用实验。

实验一　唾液溶菌酶测定

【原理】

溶菌酶（lysozyme，LZM）是一种分子量为 14.7 KD 不耐热的碱性蛋白质，主要来源于吞噬细胞，广泛分布于唾液、乳汁、泪液等外分泌液及吞噬细胞的溶酶体中。溶菌酶能水解细菌细胞壁成分肽聚糖骨架中 N-乙酰葡萄糖胺与 N-乙酰胞壁酸之间的 β-1，4 糖苷键，主要引起革兰阳性菌裂解。在混有一定浓度菌液的琼脂平皿中打孔，孔中加入待检唾液标本，如果标本中含有溶菌酶，则孔周围的细菌被裂解，该区域琼脂的透光度增强，即形成透明的溶菌圈。在一定范围内，溶菌圈的大小与溶菌酶的含量成正比，如用不同浓度的溶菌酶标准品制成标准曲线，则可以根据溶菌圈的大小求得待测标本中溶菌酶的含量。

【器材与试剂】

（1）溶壁微球菌菌液、麦氏比浊管。

（2）琼脂、pH 6.4 的磷酸盐缓冲溶液（PBS）、无菌平皿。

（3）正常人唾液、溶菌酶标准品。

（4）打孔器、牙签、毛细吸管、毫米尺等。

【方法】

(1)准备菌液:将溶壁微球菌于普通琼脂斜面上传代一次,再接种于普通琼脂斜面上,置37℃培养24小时。用 PBS 将菌苔洗下,麦氏比浊管比浊,将菌液浓度调整至 2×10^{12} 个/mL。

(2)制备含细菌平皿:称取 1 g 琼脂,加入到 100 mL PBS 中,加热融化,冷却至60℃~70℃时,加入 1 mL 溶壁微球菌菌液,摇匀后倾注于无菌平皿中(直径7~8 cm,加入约 15 mL),平放待凝。

(3)打孔:用打孔器按下图打孔(孔径 6 mm,孔距 20 mm),孔内残留的琼脂可用牙签挑出,并于平皿底做好标记。

(4)采取唾液:先用清水漱口,等 1~3 分钟,将唾液吐于空平皿中待用。

(5)加样:分别用毛细吸管将 PBS(阴性对照)、不同浓度溶菌酶标准品和唾液标本加入已标记的孔内,室温下培养 15~18 小时。

【结果】

如图 1-1,1~5 号孔应出现溶菌圈,溶菌圈直径随标准品剂量降低而减小,以溶菌圈直径为横坐标,以标准品浓度为纵坐标,制备标准曲线;8 号孔(阴性对照)应无溶菌圈,观察加入待测标本的 6 号及 7 号孔周围是否出现溶菌圈,如果有,测量其直径,通过标准曲线可以查得待测标本溶菌酶浓度。

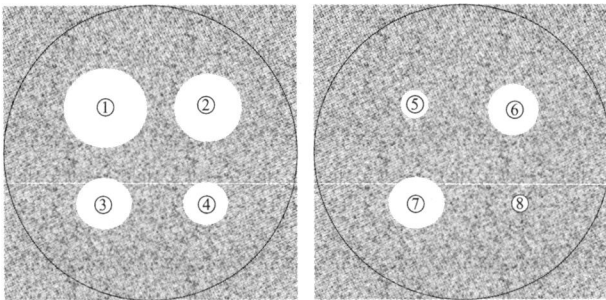

图 1-1　唾液溶菌酶测定

1~5 号孔:不同浓度溶菌酶标准品;6 号孔:人唾液标本 I;7 号孔:人唾液标本 II;8 号孔:PBS

【注意事项】

(1)制作含细菌的琼脂平皿时加入菌液的时间要合适,过早会导致细菌自发裂解,过晚则细菌难以混匀。

(2)向琼脂孔中加样时,以样品注满小孔为宜,不应溢出。如有溢出立即用滤纸吸干后,重新加样。

实验二　血清总补体溶血活性测定

【原理】

50% 补体溶血活性(50% complement haemolytic activity, CH50)测定方法是一种相对定量测量血清总补体活性的方法。绵羊红细胞(Sheep red blood cell, SRBC)与相应抗体(溶血素)结合后,激活待检血清中补体而导致 SRBC 溶血。溶血程度与血清中补体的含量和功能有关。补体含量与溶血程呈正相关,呈 S 曲线关系,故通常取反应曲线中间部位即 50% 溶血(CH50)为判定终点。由于抗原抗体复合物激活的是补体的经典途径,C1 ~ C9 任何一种成分缺陷都可使 CH50 降低,所以此实验反映了总补体活性。

补体能使经溶血素(抗绵羊红细胞抗体)致敏的绵羊红细胞发生溶血,且溶血程度与补体含量和活性呈正相关,但并非直线关系。以补体量为横坐标,红细胞的溶血程度为纵坐标,可得到一条清晰的"S"型曲线(图 1 - 2)。当溶血程度接近 100% 时,补体量的变化对溶血的程度影响不大,而溶血程度在 30% ~ 70% 之间时,只要补体量稍有变

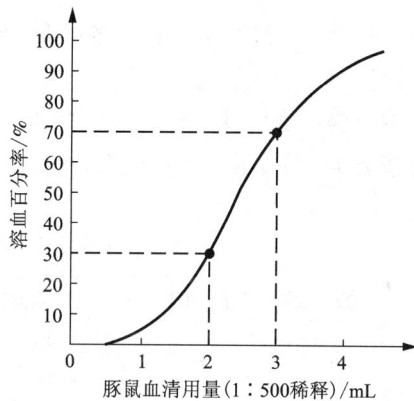

图 1 - 2　溶血程度与补体用量的关系

化,即可对溶血程度产生很大影响,所以用 50% 溶血作为结果判断终点。

【器材与试剂】

(1)缓冲盐水(pH 7.4):取 NaCl 75 g, 1 mol/L HCl 177 mL,三乙醇胺 28 mL, $MgCl_2 \cdot 6H_2O$ 1.0 g, $CaCl_2 \cdot 2H_2O$ 0.2 g。先将 NaCl 溶于 700 mL 蒸馏水中,再加入 HCl 和三乙醇胺。将 $MgCl_2 \cdot 6H_2O$ 和 $CaCl_2 \cdot 2H_2O$ 分别用 2 mL 蒸馏水溶解后,逐一加入,再用蒸馏水加至 1 000 mL,4℃保存。临用前取上述溶液 1 份加 9 份蒸馏水,4℃保存待用。

(2)2% SRBC 悬液:新鲜脱纤维羊血或 Alsever 液保存羊血(4℃可保存 3 周)用生理盐水洗 2 次,第 3 次用缓冲盐水洗涤,2 000 rpm 离心 30 分钟。取

压积红细胞以缓冲盐水配成2%悬液。为使浓度标准化，可将2% SRBC悬液
用缓冲盐水稀释25倍，于分光光度计(波长为542 nm)测定透光率(以缓冲
盐水校正透光率至100%)。每次实验用红细胞浓度(透光率)必须一致。

（3）溶血素(抗SRBC抗体)：有商品出售，按说明书所标效价以缓冲盐
水稀释至2单位溶血素。如效价为1∶8 000，则使用时稀释至1∶4 000。

（4）致敏SRBC：2% SRBC加等量2单位溶血素，混匀，置37℃水浴10
分钟。

（5）50%溶血标准管：理论上的制备方法是：首先取2% SRBC悬液0.5
mL加入2 mL蒸馏水，混匀使所有红细胞全部溶解，再加入17 g/L高渗盐水
2 mL，使成为等渗盐水，再加入2% SRBC悬液0.5 mL，即为50%溶血标准
管。实际操作则是：取2% SRBC悬液0.5 mL，加入蒸馏水4.5 mL，混匀
即可。

（6）生理盐水、37℃水浴箱、离心机、分光光度计、试管、吸管等。

【方法】

（1）取待检人血清0.2 mL，加入缓冲盐水3.8 mL，为1∶20稀释。

（2）按表1-1所示加入各试剂，混匀，将试管置于37℃水浴30分钟。

表1-1　血清总补体溶血活性操作表

试管编号	1∶20稀释血清(mL)	缓冲盐水(mL)	致敏SRBC(mL)	CH50(U/mL)
1	0.10	1.40	1.0	200
2	0.15	1.35	1.0	133
3	0.20	1.30	1.0	100
4	0.25	1.25	1.0	80
5	0.30	1.20	1.0	66.6
6	0.35	1.15	1.0	57.1
7	0.40	1.10	1.0	50
8	0.45	1.05	1.0	44.4
9	0.50	1.00	1.0	40
10	—	1.50	1.0	—

（3）将各试管2 500 rpm离心5分钟，取上清液与50%溶血标准管目测
比较，观察溶血程度。取与50%溶血标准管相接近的两管在分光光度计上分

别读取光密度值 $A_{542\ nm}$（0.5 cm 比色杯，以缓冲盐水作为空白调零），将最接近 50% 溶血标准管的一管的血清用量按下列公式计算 CH50 活性。

$$CH50(U/mL) = \frac{1}{引起 50\% 溶血的血清量(mL)} \times 20(稀释倍数)$$

正常参考值：50 ~ 100 U/mL

例如：当表 1 - 1 中 7 号管的 $A542\ nm$ 值最接近 50% 溶血标准管时，该份样本的 CH50 活性为（1/0.4）×20 = 50 U/mL。

【注意事项】

（1）本法简便快速，但敏感性较低，不能测定补体蛋白活性的绝对值。

（2）总补体活性的测定主要反映补体 C1 ~ C9 通过经典途径的活化活性。

（3）待检血清标本应无溶血、无乳糜、无污染。

（4）缓冲液、致敏 SRBC 均应新鲜配制，缓冲液若被细菌污染，会导致自发溶血。

（5）待检血清标本必须新鲜，如室温放置 2 小时以上，会使补体活性下降。

（6）实验所用玻璃器皿，一定要清洁，酸碱均能影响测定的准确性。

（7）测定需在 0℃ ~ 4℃ 进行，试管需预冷，可保持补体活性。

（8）补体的溶血活性与反应时缓冲液的 pH、离子强度、钙镁离子量、羊红细胞量、反应总体积及反应温度均有一定关系，因此实验时需对反应的各个环节做严格控制。

实验三　补体旁路活化途径的溶血活性（AP – CH50）测定

【原理】

用 EGTA（乙二醇双醚四乙酸）螯合待检血清中 Ca^{2+}，封闭 C1 作用，以阻断补体经典活化途径。加入可使 B 因子活化的兔红细胞（rabbit erythrocyte，RE），导致补体旁路途径（alternative pathway，AP）激活，RE 被损伤而发生溶血。溶血率与补体旁路途径的溶血活性之间的关系类似于 CH50，故也以 50% 溶血为判定 AP – CH50 终点。

【器材与试剂】

（1）1 mol/L EGTA：NaOH 3.5 g 溶于 85 mL 蒸馏水中，加入 EGTA 19 g，使其溶解，补蒸馏水至 500 mL。

（2）巴比妥缓冲液：NaCl 21.25 g，巴比妥 1.44 g，巴比妥钠 0.94 g，加

蒸馏水至 500 mL。

(3)稀释液:0.1 mol/L EGTA 80 mL,巴比妥缓冲液 180 mL,MgCl$_2$ · 6H$_2$O 0.41 g,加蒸馏水补至 1 000 mL。以 1 mol/L NaOH 调节 pH 至 7.5。

(4)0.5% RE 细胞悬液:用 Alsever 氏液保存于 4℃,可用 2 周。用前以生理盐水洗 2 次,稀释液洗 1 次(2 000 rpm,离心 10 分钟)。取压积红细胞用巴比妥缓冲液配制 0.5% RE 悬液。

(5)50% 溶血标准管:取 0.5% RE 0.2 mL,加蒸馏水 0.8 mL,混匀。

(6)37℃水浴箱、分光光度计、试管、吸管等。

【方法】

(1)取待检血清 0.3 mL 加稀释液 0.9 mL,使成 1∶4 稀释,37℃水浴 10 分钟。

(2)按表 1-2 所示加入各反应液,充分混匀,将试管置 37℃水浴 30 分钟。

表 1-2　AP - CH50 测定操作表

试管编号	1∶4 待检血清(mL)	稀释液(mL)	0.5% RE(mL)
1	0.10	0.50	0.40
2	0.15	0.45	0.40
3	0.20	0.40	0.40
4	0.25	0.35	0.40
5	0.30	0.30	0.40
6	—	0.6	0.4

(3)将各试管以 2500 rpm 离心 5 分钟,取上清液与 50% 溶血标准管目测比较,观察溶血程度。取与 50% 溶血标准管相接近的两管在分光光度计上分别读取光密度值 A542 nm(0.5 cm 比色杯,以稀释液作为空白调零),以最接近 50% 溶血标准管的一管所用血清量按下列公式计算 AP - CH50 活性。

【结果】

$$AP - CH50(U/mL) = \frac{1}{引起 50\% 溶血的血清量(mL)} \times 4(稀释倍数)$$

注:AP - CH50 正常值范围为 21.7 ± 5.4 U/mL。

【注意事项】

(1)兔红细胞可能存在个体差异,更换采血时应预试。

（2）本法测定的是补体旁路途径活化的溶血活性，参与的补体成分为 C3、C5～C9、P 因子、D 因子、B 因子等，其中任何成分的异常将导致旁路途径溶血活性的改变。

实验四　吞噬细胞吞噬功能测定

体内具有吞噬功能的细胞群按形态大小分两类，一类为小吞噬细胞，即中性粒细胞；一类为大吞噬细胞，即单核巨噬细胞系统。吞噬细胞具有多种生物学功能，例如吞噬抗原、调理、分泌细胞因子、抗体依赖的细胞介导的细胞毒作用（antibody dependent cell mediated cytotoxicity，ADCC）等，实验室建立了相应的检测方法检测吞噬细胞的这些功能。

1. 中性粒细胞吞噬功能测定

【原理】

将中性粒细胞与可被吞噬而又易于计数的颗粒物质（如金黄色葡萄球菌）混合孵育一定时间，颗粒物质被中性粒细胞吞噬。根据吞噬率和吞噬指数反映该细胞的吞噬功能。

【器材与试剂】

（1）20% 小牛血清 - RPMI1640 培养液，0.015 mol/L PBS（pH6.4）。

（2）金黄色葡萄球菌培养物、Wright - Giemsa 染液、75% 乙醇、肝素。

（3）吸管、试管、一次性采血针、微量细胞培养板、二氧化碳培养箱、显微镜等。

【方法】

（1）灭活金黄色葡萄球菌悬液配制：取金黄色葡萄球菌 24 小时琼脂斜面培养物，用无菌生理盐水洗下菌苔，以 PBS 洗涤 2 次，100℃灭活 15 分钟。取灭活后的金黄色葡萄球菌混悬于 20% 小牛血清 - RPMI1640 培养液中，用血细胞计数板计数，调整浓度至 6×10^7/mL。

（2）无菌采手指血 2 滴（约 100 μL，肝素抗凝）加入微量细胞培养板孔内。

（3）向孔内加入 6×10^7/mL 灭活金黄色葡萄球菌悬液 2 滴，混匀。

（4）置 37℃ 5% 二氧化碳培养箱内培养 30 分钟。

（5）取一滴培养后的混合液滴片，冷风吹干，加热固定。用 Wright - Giemsa 染液染 10 分钟，加 PBS 浸洗 5～6 分钟，吹干，油镜下观察。

【结果】

计数 200 个中性粒细胞，分别记下其中吞噬了细菌的细胞数和各个吞噬细胞吞入的细菌数，按下面的公式分别计算吞噬率和吞噬指数。

$$吞噬率（\%）= \frac{吞噬了细菌的中性粒细胞数}{200（计数的中性粒细胞总数）} \times 100\%$$

$$吞噬指数 = \frac{中性粒细胞吞噬的细菌总数}{200（计数的中性粒细胞总数）}$$

正常参考值：中性粒细胞吞噬率 62% ~75%，中性粒细胞吞噬指数 1. 32 ~1. 72。

【注意事项】

(1)取金黄色葡萄球菌菌苔时位置要准确，尽量避免杂质。

(2)如果没有二氧化碳培养箱，也可以置37℃水浴箱中培养。

【临床意义】

中性粒细胞吞噬及杀灭病原体是一个复杂的过程，包括趋化、吞噬和胞内代谢数个阶段，其中任一环节发生障碍或缺陷时，均可导致中性粒细胞吞噬功能下降或缺如。现已知多种免疫缺陷病（如 Chediak – Higashi 综合征、Wiskott – Aldrich 综合征等）、某些慢性病（如糖尿病）以及烧伤患者和正常新生儿中性粒细胞的趋化能力明显低下；补体或抗体缺陷时中性粒细胞吞噬能力低下；慢性肉芽肿及葡萄糖 – 6 – 磷酸脱氢酶（G-6PD）缺陷时中性粒细胞杀伤功能低下。

2. 小鼠腹腔巨噬细胞吞噬功能测定

【原理】

单核吞噬细胞包括血液中的单核细胞和组织器官中的巨噬细胞。单核细胞在血液中仅停留 12 ~24 小时，即进入组织，分化为巨噬细胞，广泛分布于全身各处。单核/巨噬细胞可做变形运动，对玻璃和塑料表面有很强黏附能力，借此在体外培养时可将其与淋巴细胞分离。人的巨噬细胞可经斑蝥酊激发的皮泡液中获取，也可从肺灌洗液或患者腹膜透析液中分离。许多实验室在研究巨噬细胞功能及其与疾病的关系、或筛检免疫增强药物和探讨药物作用机制时，常选用小鼠腹腔巨噬细胞作为研究对象，多检测巨噬细胞的吞噬功能。

【器材与试剂】

(1)昆明种小白鼠(5 ~9 周龄，体重 18 ~32 g)。

(2)75% 乙醇，Hank's 液(pH7.2)，白假丝酵母菌悬液(浓度为 3×10^7 个/mL)，1% 甲紫染液。

（3）离心机，恒温水浴箱，显微镜。

（4）有齿镊，一次性注射器，手术剪，毛细吸管，试管，血细胞计数板等。

【方法】

（1）提取小鼠腹腔巨噬细胞：颈椎脱臼法处死小鼠，腹部皮肤以75%乙醇消毒，用有齿镊拉开腹部皮肤暴露腹壁，提起腹壁用注射器将2 mL Hank's液注入腹腔，轻轻揉按腹壁约5分钟，用手术剪将腹壁剪一小孔，用毛细吸管收集腹腔中的液体（尽量多收集），移入试管内。

（2）将巨噬细胞与白假丝酵母菌混合：装有腹腔液的试管离心后（100 g×10分钟）弃去上清液，留0.5～1 mL，加入白假丝酵母菌悬液两滴，混匀，置37℃30分钟（每隔10分钟摇匀一次）。

（3）染色、结果观察：水浴后再将试管离心（200 g×5分钟），弃上清液，仅留0.2～0.5 mL，加入1%甲紫染液2滴，混匀，室温染色5分钟后滴片，镜下观察。

【结果】

结果的判断与中性粒细胞吞噬功能测定实验相同：镜下总计数200个巨噬细胞中，计数未吞噬白假丝酵母菌的巨噬细胞数目，吞噬了白假丝酵母菌的巨噬细胞数目以及所吞噬白假丝酵母菌的数目，巨噬细胞的吞噬率和吞噬指数的计算同中性粒细胞吞噬实验。

小鼠腹腔巨噬细胞的吞噬率和吞噬指数受品系、周龄、性别等因素的影响较大，按本实验方法所测得的巨噬细胞吞噬率约为50%左右，吞噬指数在1左右。

正常人参考值：巨噬细胞吞噬率62.8%±1.4%，吞噬指数1.06%±0.05%。

【注意事项】

（1）吸取小鼠腹腔液时应尽量避免混入血液，否则混入的红细胞将影响巨噬细胞的吞噬以及结果的观察。

（2）加入染色液后混匀要有一定的力度，否则细胞成团，影响计数。

【临床意义】

巨噬细胞吞噬功能低下见于某些免疫缺陷症以及肿瘤患者（如胃癌、肠癌等），所以巨噬细胞吞噬功能可以作为判断机体抗肿瘤能力的指标之一。对肿瘤患者作定期检测可以考核治疗效果以及作为判定肿瘤复发、转移的简易指标。

第二章　抗体制备技术

特异性抗体能与相应抗原发生特异性结合反应，能定性或定量地鉴定抗原，在免疫学诊断中广泛应用，故抗体的制备具有重要意义。抗体是 B 细胞接受抗原物质刺激分化成为浆细胞后产生的免疫球蛋白。一个抗原分子通常有多个抗原决定簇，刺激机体后活化多个 B 细胞克隆，所产生的抗体即为多克隆抗体（poly-clonal antibody，pAb）。一种抗原决定簇刺激一个 B 淋巴细胞克隆产生的抗体为单克隆抗体（monoclonal antibody，mAb）。

目前常见的人工制备的抗体有三种：多克隆抗体、单克隆抗体和基因工程抗体。

第一节　多克隆抗体的制备

将抗原多次免疫动物，数十天或数月后，采集动物血液，分离血清，获得的免疫动物血清即为多克隆抗体。制备高效价与高特异性的抗体需要制备理想的免疫原、选择合适的免疫动物以及制定合适的免疫计划。

1. 选择合适的动物

选择免疫动物的基本要求如下：

（1）抗原与所选择的拟免疫动物的种属关系差异越远越好。制备人源抗原的抗血清常选择家兔、绵羊、山羊、马、骡、豚鼠和小鼠等动物进行免疫。针对不同性质的免疫原，选用不同的动物。蛋白质抗原大部分动物皆适合；甾类激素抗原多选择家兔；酶类抗原多用豚鼠。如要获得大量的抗体，应选用马、绵羊等大动物；如果是难以获得的抗原，且抗体的需要量少，则可以采用纯系小鼠制备多克隆抗血清。

（2）动物必须适龄、健壮、无感染、体重合乎要求。

（3）由于动物对相同抗原的免疫应答存在个体差异，免疫时应同时选用数只动物进行免疫。

2. 制备免疫原

为了获得较高滴度的多克隆抗体，最好选用蛋白质抗原作为免疫原。

　　半抗原只具有免疫反应性而无免疫原性。一些分子量小于4KD的有机物质,如多肽、大多数的多糖、甾族激素、脂肪胺、类脂质、核苷、某些小分子量的药物等都是半抗原。半抗原需要与蛋白质载体或高分子聚合物结合后才具有免疫原性。载体包括蛋白质类(以牛血清白蛋白最常用)、多肽类聚合物(与半抗原结合后可诱导动物产生高亲和力和高效价的抗血清)、大分子聚合物和某些颗粒(如聚乙烯吡咯烷酮、活性炭、羧甲基纤维素等)。

　　3. 免疫方法及途径

　　根据抗原的性质、免疫原性和动物的免疫反应性来决定免疫剂量、免疫途径、免疫次数和接种抗原的间隔时间等,即制定合适的免疫计划。

　　(1)免疫剂量:抗原的免疫剂量是依照抗原性强弱、分子量大小,以及免疫动物的种类、免疫周期以及所要求的抗体特性等不同而不同。剂量过低,不能引起足够强的免疫刺激;剂量过多,有可能引起免疫耐受。在一定的范围内,抗体的效价随抗原注射剂量的增加而增高。抗体需要量多,时间间隔长,剂量可适当加大。蛋白质抗原的免疫剂量范围比多糖类抗原宽。一般而言,小鼠的首次免疫剂量为 $50 \sim 400$ μg/次,大鼠为 $100 \sim 1\,000$ μg/次,兔为 $200 \sim 1\,000$ μg/次。加强剂量为首次剂量的 $1/5 \sim 2/5$。

　　(2)免疫途径:免疫途径有静脉、腹腔、肌内、皮内、皮下、淋巴结内及足掌注射等。免疫途径的选择由抗原的生物学特性和理化特性决定,如激素、酶、毒素等生物学活性抗原,一般不宜采用静脉注射。抗原量少,则一般加佐剂,采用淋巴结内或淋巴结周围,足掌,或皮内、皮下多点注射;如抗原量多,则可采用皮下、肌内以至静脉注射。一般而言,静脉注射剂量 > 皮下注射剂量 > 掌内和跖内皮下注射剂量。

　　(3)佐剂的使用:加佐剂比不加佐剂的抗原注射剂量要小,对家兔而言,采用弗氏完全佐剂,则需注射 $0.5\,g \sim 1\,mg/kg/$次,如采用弗氏不完全佐剂,则注射剂量应大 10 倍以上。如要制备高度特异性的抗血清,可选用低剂量抗原短程免疫法。如需要获得高效价的抗血清,宜采用大剂量长程免疫法。免疫周期长者,可少量多次。免疫周期短者,应大量少次。

　　(4)免疫次数及免疫间隔时间:两次注射的间隔时间应长短适宜,太短起不到再次反应的效果,太长则失去了前一次激发的免疫记忆作用。加强免疫一般在首次免疫 3 周后进行,以后每次间隔时间应为 $5 \sim 7$ 天;加佐剂的皮内、皮下注射,一般为间隔 $2 \sim 4$ 周免疫一次;不带佐剂的皮下或肌内注射,一般为 $1 \sim 2$ 周间隔时间;肌肉或静脉免疫的,间隔时间为 5 天左右。可以将各种免疫途径联合起来应用,以获得高效价的所需抗体。从耳缘静脉或尾静脉取 2～3 mL 血,分离血清,检测抗体效价,如未达到预期效价,需再次进行加强免疫,直到抗体效价满意为止。当抗体效价达到预期水平时,即可放血分离抗血清。

4. 抗体的鉴定

(1)抗体效价鉴定:鉴定抗体效价的方法很多,包括试管凝集反应、琼脂扩散试验、酶联免疫吸附试验等(见相应实验章节)。常用抗原所制备的抗体一般都有相应的鉴定效价的方法。如鉴定抗抗体的效价,一般采用琼脂扩散试验来鉴定。

(2)抗体特异性鉴定:抗体特异性是指抗体对相应抗原或类似抗原物质的识别能力。衡量抗体特异性通常以交叉反应率表示。交叉反应率可用竞争抑制试验测定。以不同浓度抗原和类似抗原分别制作竞争抑制曲线,计算各自的结合率,求出各自在 IC_{50} 时的浓度,并按下列公式计算交叉反应率。

$$交叉反应率 = \frac{IC_{50}抗原浓度(Y)}{IC_{50}近似抗原物质的浓度(Z)} \times 100\%$$

如果所用抗原的 IC_{50} 浓度为 pg/管,而一些近似抗原物质的 IC_{50} 浓度几乎是无穷大,则表示这一抗血清与其他抗原物质的交叉反应率近似为 0,即该血清的特异性较好。

5. 抗血清的冻存

收获的抗血清加 $1/10^4$ 硫柳汞或 $1/10^4$ 的叠氮钠防腐,或加入等体积中性甘油,分装小瓶,置 -20℃ 以下低温保存,数月至数年内抗体效价无明显变化。注意避免反复冻融。也可将抗血清冷冻干燥后保存。

实验一　抗人免疫球蛋白多克隆抗体的制备

【原理】

人免疫球蛋白(immunoglobulin, Ig)对异种动物而言是良好的抗原物质。人 Ig 作为抗原可刺激异种动物产生抗人 Ig 多克隆抗血清,经适当提取后,获得抗人 Ig 抗体,又称第二抗体或抗抗体。在多数间接标记反应中,均需制备抗人 Ig 抗体。

提纯人免疫球蛋白的方法很多,一般多采用两种以上方法相结合提取 Ig。以硫酸铵提纯为基础,再经过层析柱提高免疫球蛋白及其各成分的纯度是最为常用的方法。

一、人 IgG 的分离与提纯(方法一)

硫酸铵溶液能使蛋白质胶体脱水并中和其电荷而使之沉淀下来(称为盐析)。不同浓度的硫酸铵盐析蛋白成分不同,利用这一原理可提取所需的免疫球蛋白成分。盐析只能粗提,为了获得纯化的免疫球蛋白,必须进一步采用层析的方法进行分离。

【试剂与材料】

(1)人血清

(2)硫酸铵饱和溶液

(3)0.01 mol/L pH7.4 PBS 缓冲液

(4)1% $BaCl_2$ 溶液

(5)纳氏液

(6)0.5 mol/L HCl, 0.5 mol/L NaOH

(7)洗脱液:0.03 mol/L NaCl

(8)透析袋(或玻璃纸)

【方法】

(1)取人血清 20 mL,加生理盐水 20 mL,逐滴加入 $(NH_4)_2SO_4$ 饱和溶液 10 mL,使成 20% $(NH_4)_2SO_4$ 溶液,边加边搅拌,充分混合后,室温静置 30 分钟。

(2)3 000 rpm 离心 20 分钟,弃去沉淀,以除去纤维蛋白。

(3)在上清液中再加 $(NH_4)_2SO_4$ 饱和溶液 30 mL,使成 50% $(NH_4)_2SO_4$ 溶液,充分混合,室温静置 30 分钟。

(4)3 000 rpm 离心 20 分钟,弃上清液。

(5)于沉淀中加 20 mL 生理盐水,使溶解,再加 $(NH_4)_2SO_4$ 饱和溶液 10 mL,使成 33% $(NH_4)_2SO_4$ 溶液,充分混合后,室温静置 30 分钟。

(6)3 000 rpm 离心 20 分钟,弃上清液,以除去白蛋白。重复步骤5, 2 ~ 3 次。

(7)用 10 mL 生理盐水溶解沉淀,装入透析袋。

(8)透析除盐,在超纯水中于 4℃ 透析过夜,再在生理盐水中于 4℃ 透析 24 小时,中间换液数次。

(9)以 1% $BaCl_2$ 检查透析液中的 SO_4^{2-} 或以纳氏试剂检查 NH^{4+}(取 3 ~ 4 mL 透析液,加试剂 1 ~ 2 滴,出现砖红色即认为有 NH^{4+} 存在),直至无 SO_4^{2-} 或 NH^{4+} 出现为止。也可采用 SephadexG 25 或电透析除盐。

(10)离心去沉淀(去除杂蛋白),上清液即为粗提 IgG(即 γ - 球蛋白,如以 36% 饱和硫酸铵沉淀血清的产物即为优球蛋白,Euglobin,含 γ 球蛋白)。

(11)DEAE - 纤维素层析,以 0.01 mol/L pH7.4 PBS(0.03 mol/L NaCl)缓冲液洗脱,收集洗脱液。也可采用 SephadexG150 或 G200 柱亲和层析法纯化 Ig。

(12)蛋白质鉴定:可采用下列方法之一进行鉴定:

1)区带电泳:玻片琼脂或醋酸纤维膜电泳均可。加样电泳后,仅在 γ - 球蛋白的迁移处出现一条带。操作时,同时电泳全血清样品以及不同浓度 $(NH_4)_2SO_4$ 盐析样品,将结果进行比较判断。

2)双相琼脂扩散实验:将分离提纯的人 IgG 与抗人 IgG 血清进行双相琼脂扩散实验,应在两样品孔之间出现一条沉淀线(见琼脂扩散相关章节)。

3)免疫电泳实验:在琼脂板中打孔和开槽,孔内加待测样品,电泳后,在槽内加抗人 IgG 抗体,双向琼脂扩散 24 小时,观察结果。如果提取的 IgG 较纯,则仅出现一条弧形的沉淀线,且沉淀线位于 γ - 球蛋白区。此鉴定必须同时进行全血清及抗血清抗体的免疫电泳,以作比较(见免疫电泳部分相关章节)。

4)圆盘电泳:用全血清样品及提纯样品同时进行圆盘电泳。全血清样品在圆盘电泳上出现数十条带,而纯化的 IgG 则只有一条带。

(13)人 IgG 的保存,提纯的人 IgG 一般浓缩至 1% 以上的浓度,分装成小瓶冻干保存,或加 0.01% 硫柳汞在普通冰箱或低温冰箱保存。注意防止反复冻融。

二、人 IgG 的分离与提纯(方法二——人 IgG 的简易快速提取法)

应用硫酸铵盐析及 DEAE - 纤维素层析法提纯的 IgG,不仅操作复杂、需时较长,处理过程中样品体积大大增加,而且透析时变性严重,容易引起抗体效价降低等。为了克服这一不足,特别是当大量提取 IgG 时,则往往采取下列的简易办法。

(1)DEAE - 纤维素直接提取法:取样品直接过 DEAE - 纤维素柱。下面介绍的是最为简单的烧杯法。

1)以一定数量的 DEAE - 纤维素放入烧杯中,加入 0.01 mol/L pH8.0 PBS 缓冲液,静置 30 分钟,去上清液细粒,再重复 1 次。

2)用布氏漏斗(内放两层滤纸)过滤。

3)以 5 g 湿重的 DEAE - 纤维素加 1 mL 血清及 3 mL 蒸馏水的比例,加入各成分，充分搅拌。

4）于 4℃ 中放置 1 小时，中间搅拌数次。

5）用布氏漏斗抽滤，再用 0.01 moL/L pH8.0 PBS 缓冲液冲洗纤维素，抽滤。滤液即为提取的 IgG 液。

（2）DEAE－SephadexA－50 提取法：DEAE－SephadexA－50 为弱碱性阴离子交换剂，经 NaOH 将 Cl－型转变为 OH－型后，可吸附酸性蛋白，血清中除 γ－球蛋白属中性蛋白外其余均属酸性蛋白。当溶液的 pH 在 6.5 时，酸性蛋白均被 DEAE－SephadexA－50 吸附，只有 γ－球蛋白留在溶液中。因此利用这一原理可以提取 γ－球蛋白。这种提取法缩短了实验流程，纯化前后样品体积变化不大，而且所得 γ－球蛋白无变性现象。经过 4 次处理，蛋白纯度提高。该方法的缺点是蛋白收集量少，损耗大。

1）DEAE－SephadexA－50 的处理。取 DEAE－SephadexA－50 若干克，悬浮于蒸馏水中，1 小时后倾去上层小颗粒，用 0.5 moL/L NaOH 处理 1 小时，蒸馏水洗至中性，再用 0.5 moL/L HCl 处理 0.5 小时，水洗至中性，最后以 0.01 moL/L pH6.5 PBS 液平衡、抽干。

2）取一定体积的血清，加等体积的 0.01 moL/L pH6.5 磷酸缓冲液，再加液体体积 1/4 的滤干的 DEAE－SephadexA－50，混合，4℃ 放置 1 小时，不时搅拌、抽滤、收集滤液。

3）用同样重量的 DEAE－SephadexA－50 处理滤液，反复处理 3 次（全程共 4 次），获得滤液即为 γ－球蛋白制品。

4）DEAE－SephadexA－50 的回收。用 0.5 moL/L 的 Na_2HPO_4 洗脱，抽滤至滤液中无蛋白（OD280 < 0.04）后，再用蒸馏水洗至中性即可回收使用。

三、抗 IgG 多克隆抗体制备

【试剂与材料】

（1）上述方法提取的人 IgG。

（2）弗氏完全佐剂和弗氏不完全佐剂。

（3）青霉素、链霉素。

（4）实验动物：家兔。

（5）其他材料：剪刀（剪兔毛用）、弯头眼科手术镊子（游离血管用）、直头眼科手术剪（剪血管用）、手术刀架、手术刀片、注射器（1 mL、10 mL、25 mL）附针头、兔子固定架、灭菌三角烧瓶（200 mL）或平皿（直径 18 cm）、弯头止血钳，直头止血钳、手术缝合线、塑料放血管、纱布等。

【方法】

可以采用以下方法之一进行免疫。

(1)淋巴结注射法:

1) 在兔的两后足跖部皮下(或皮内)注射活卡介苗 50 mg(每侧约 0.3 mL)。7~10 天后,兔跖及腘肌淋巴结肿大。

2) 于肿大的两侧淋巴结内各注射加有弗氏完全佐剂的 IgG 乳化抗原 0.5 mL(含 IgG 5 mg/mL、青霉素 1 000 U/mL、链霉素 1 000 μg/mL)。

3) 必要时,14 天后,重复步骤 2)1 次。

4) 再过 7 天,于两侧淋巴结内各注射加有弗氏完全佐剂的 IgG 乳化抗原 0.5 mL(含 IgG 5 mg/mL、青霉素 1 000 U/mL、链霉素 1 000 μg/mL)。

5)5~7 天后,耳静脉采血,测定血清效价。

(2)皮下多点注射法:

1) 家兔两侧掌(跖内)各注射含有弗氏完全佐剂抗原 0.1 mL(IgG 含量 5 mg/mL)。

2)7~10 天后,脊柱两侧多点(颈、胸、腰椎各两点、共 6 点)皮下注射含弗氏不完全佐剂的抗原,每点 0.5 mL。

3)7~10 天后,脊柱两侧重复注射一次。

4)7~10 天后耳静脉采血,测定血清效价。不合格者重复步骤 3)。

(3)多途径联合注射法:

1)两侧掌(跖)内侧皮下注射含弗氏完全佐剂抗原 0.5 mL(IgG 量为 5 mg/mL)。

2)14 天后,多点皮下注射含有不完全佐剂抗原。

3)7 天后,耳静脉注射不含佐剂的抗原。

4)5~7 天后,耳静脉采血。测定血清效价。

【结果判定】

(1)抗 IgG 多克隆抗体效价测定:可利用双向琼脂扩散实验检测抗 IgG 效价,抗血清效价 >1:16 者为合格。

(2)抗 IgG 多克隆抗体纯度鉴定:可采用双向琼脂扩散法。中间孔加抗 Ig 血清,外周孔加抗原 Ig 和标准品 Ig。在抗 Ig 与 Ig 以及标准品 Ig 各孔之间均出现一条沉淀线,且这两条沉淀线相互融合,说明提取的抗 IgG 多克隆抗体是纯的。

第二节 单克隆抗体的制备

单克隆抗体是指由单个杂交瘤细胞增殖而成的细胞克隆产生的、针对某一抗原决定簇的、完全均一的、单一特异性的抗体。单克隆抗体的理化性状高度均一，生物活性单一，只与一种抗原表位发生反应，具有高度的特异性。单克隆抗体的应用提高了实验方法的特异性。

杂交瘤技术是在细胞融合技术的基础上建立起来的，将具有分泌抗体能力的致敏 B 细胞和具有无限增殖能力的骨髓瘤细胞融合为 B 细胞杂交瘤，这种杂交瘤细胞具有两种亲本细胞的特性，既能够分泌抗体又能在体外长期增殖。杂交瘤细胞经过克隆化后成为单个细胞克隆，分泌的抗体即为单克隆抗体。

1. 亲本细胞的选择与融合

（1）免疫脾细胞：免疫脾细胞是经过抗原诱导活化的免疫细胞，主要是 B 淋巴细胞，具有分泌抗体的功能。

（2）骨髓瘤细胞：为 B 细胞系恶性肿瘤细胞株，具有在体外长期增殖的特性并且和 B 淋巴细胞融合率较高。用于杂交瘤技术的骨髓瘤细胞应具备如下要求：①是次黄嘌呤 - 鸟嘌呤核苷酸转换酶（HGPRT）或胸腺嘧啶激酶（TK）缺陷的细胞株，此种骨髓瘤细胞不能在选择培养基中生长；②瘤细胞能与 B 细胞杂交形成稳定的杂交瘤细胞，并分泌免疫球蛋白；③骨髓瘤细胞本身不分泌免疫球蛋白。目前常用的骨髓瘤细胞主要有 NS1 细胞株和 SP20 细胞株。

（3）细胞融合（fusion）：融合的方法很多，融合剂也有多种，如仙台病毒、溶血卵磷脂、聚乙二醇（PEG）等。近年有人用高强度电场短脉冲融合法，认为可以提高杂交率。目前仍以小分子 PEG（分子量为 1kD 的 PEG）最常用，其浓度在 30% ~ 50%。应该注意的是，不同批号 PEG 的毒性可能有很大区别，所以用前应慎重选择。

2. 选择性培养基的作用原理

将致敏 B 淋巴细胞与有代谢缺陷的骨髓瘤细胞进行细胞融合，这种融合是随机的，在反应系统中除骨髓瘤细胞和脾细胞融合形成了杂交瘤细胞外，还存在骨髓瘤细胞之间和脾细胞之间的融合，还存在一些未融合的细胞。加入特殊 HAT 选择性培养基，则仅杂交瘤细胞能够存活，从而将杂交瘤细胞分离出来。

（1）HAT 培养基：是一种选择培养基，其中含有次黄嘌呤（H）、氨基蝶呤（A）、胸腺嘧啶（T），它是根据细胞内嘌呤核苷酸和嘧啶核苷酸的生物合成途径设计的用于筛选杂交瘤细胞的特殊培养液。

（2）选择性培养基的作用原理：细胞 DNA 生物合成有两条途径，一条是生物合成的主要途径，即由氨基酸及其小分子化合物合成核苷酸，进而合成 DNA。在这一合成途径中，叶酸是重要的辅酶。另一途径为辅助途径，以次黄嘌呤和胸腺嘧啶为原料，在次黄嘌呤 - 鸟嘌呤核苷酸转换酶（HGPRT）或胸腺嘧啶激酶（TK）的催化作用下合成 DNA。HAT 培养基中含有氨基蝶呤（为叶酸拮抗剂），故所有细胞的 DNA 主要合成途径均被阻断，只能通过辅助途径进行 DNA 的合成。HGPRT 缺陷型或 TK 缺陷型的骨髓瘤细胞在 HAT 培养基中因不能通过旁路途径合成 DNA 而死亡。脾细胞虽有 HGPRT 或 TK，但不能在体外长期培养增殖，一般在 2 周内死亡。而杂交瘤细胞因从脾细胞获得 HGPRT 或 TK，可通过旁路途径合成 DNA，同时又具备肿瘤细胞的特点，在体外培养中可以长期增殖生长。选择性培养基的作用原理如表 2 - 1。

表 2 - 1　选择性培养基的作用原理

细胞类型	正常培养基	HAT 培养基
正常培养细胞	+	+
TK 缺陷细胞	+	-
HGPRT 缺陷细胞	+	-
杂交瘤细胞	+	+

"＋"细胞能生长；"－"细胞不能生长。

3. 杂交瘤技术制备单克隆抗体的基本流程

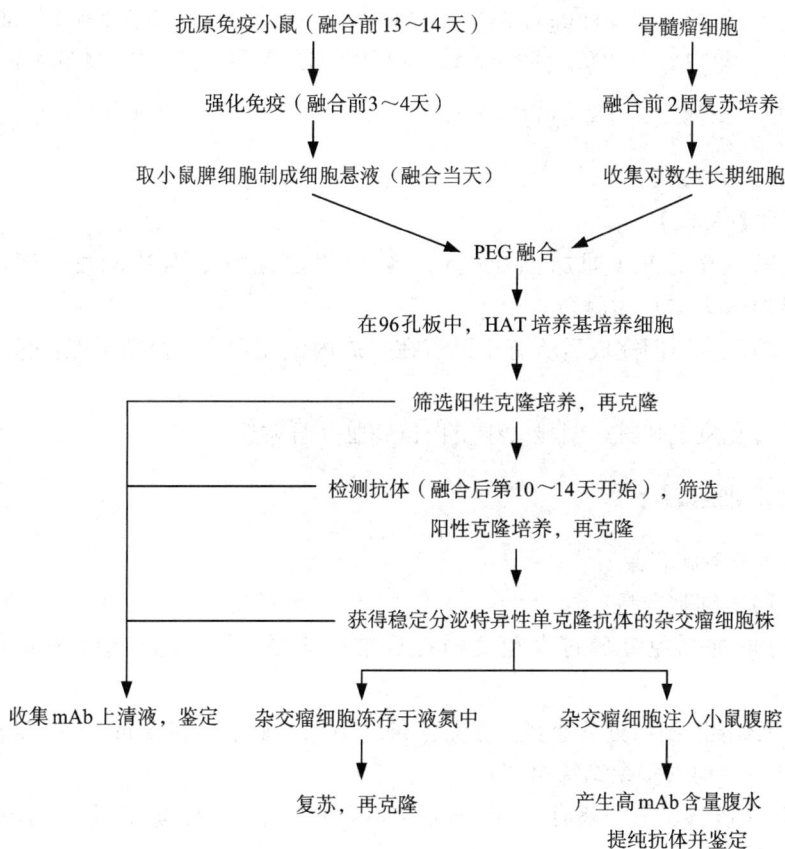

抗原免疫小鼠（融合前13~14天）　　　　　　骨髓瘤细胞

↓　　　　　　　　　　　　　　　　　　　　　↓

强化免疫（融合前3~4天）　　　　　　融合前2周复苏培养

↓　　　　　　　　　　　　　　　　　　　　　↓

取小鼠脾细胞制成细胞悬液（融合当天）　　收集对数生长期细胞

↘　　　　　　　↙

PEG 融合

↓

在96孔板中，HAT 培养基培养细胞

↓

筛选阳性克隆培养，再克隆

↓

检测抗体（融合后第10~14天开始），筛选阳性克隆培养，再克隆

↓

获得稳定分泌特异性单克隆抗体的杂交瘤细胞株

收集mAb上清液，鉴定　　杂交瘤细胞冻存于液氮中　　杂交瘤细胞注入小鼠腹腔

复苏，再克隆　　　　产生高mAb含量腹水提纯抗体并鉴定

实验二　单克隆抗体的制备

一、小鼠免疫

小鼠免疫是单抗制备的关键环节，是制备优质单抗的重要保证。免疫鼠多选择 Balb/c 小鼠，以雌性佳，大小为 6~7 周龄，体重在 20 g 左右，健壮、活泼。

小鼠免疫方案如下：

第一次	第 1 天	100 μg 可溶性 Ag$^+$等体积完全弗氏佐剂	腹腔注射 0.4 mL/只
第二次	第 14 天	100 μg 可溶性 Ag$^+$等体积不完全弗氏佐剂	腹腔注射 0.4 mL/只
第三次	第 21 天	100 μg 可溶性 Ag$^+$等体积不完全弗氏佐剂	腹腔注射 0.4 mL/只
第四次（强化）	第 28 天	100 μg 可溶性 Ag	腹腔注射 0.2 mL/只

第 31 ~ 38 天内融合。

【注意事项】

(1) 在融合前（即加强免疫前）必须测定免疫鼠血清滴度，当滴度 ≥1∶32 000时方可做融合。

(2) 免疫周期完成后所有小鼠需在一周内做完融合，否则不能保证融合质量。

(3) 免疫鼠脾脏应明显大于空白鼠脾脏并且粘连。

二、细胞融合

1. 融合前准备

(1) 脾细胞准备

1) 取加强免疫后符合免疫质控标准的小鼠，眼动脉放血，获取血清保存；

2) 颈椎脱臼法处死小鼠，在无菌条件下取出脾脏，在 5 mL Hank's 液中洗涤 1 次，剪去多余结缔组织；

3) 将脾移至另一盛有 5 mL 不完全培养基的平皿中，剪成碎块，用研磨器和筛网研磨制备单个脾细胞悬液；

4) 转移脾细胞悬液至一 50 mL 离心管，加不完全培养基至 50 mL，1 000 rpm ×5分钟；

5) 不完全培养基洗涤一次；

6) 悬浮脾细胞于 10 mL 不完全培养基中，计数，每只鼠的脾细胞约(1 ~ 3)×10^8/mL。在制备过程中严格保证无菌。

(2) 骨髓瘤细胞株 SP20 细胞准备

1) SP20 细胞在融合前 7 天复苏，并用 8 – Ag 筛选 2 次，隔天换液；

2) 在融合前一天换成含 10% 小牛血清的 1640 培养基，SP20 细胞数量在 (2 ~ 3.5)×10^7/mL，处于分裂期较佳。

(3) PEG1450 准备：取 PEG1450 干粉高压蒸汽消毒后加入等体积无菌

PBS 在 60℃溶解即可使用，一次融合取 0.8 mL 50% PEG1450。

（4）HAT 培养基准备：根据铺板数量准备，HAT1640 培养基含 20% 小牛血清，20 mL/块板。

（5）终止液制备：不含 HEPES 的 1640 培养基或 PBS(pH7.4)。

2. 融合

（1）制备的脾细胞悬液用 PBS(pH9.4)洗涤 2 次，每次 900 rpm ×5 分钟。

（2）混入 SP20 细胞，按脾细胞：SP20 细胞 = 10∶1 ~ 5∶2 混合，离心 1 200 rpm ×5 分钟。

（3）离心后弃上清液，轻敲弹松细胞团块。在 37℃ 水浴中加入 PEG1450，50 s 内加完 0.8 mL PEG1450，不宜吹打。

（4）37℃ 水浴中反应 2 分钟，沿管壁缓慢加入终止液，5 分钟内加完 15 ~ 20 mL。动作应轻柔，不宜吹打以免使刚融合的细胞分离。

3. 融合后加样

（1）终止细胞融合后于 900 rpm ×8 分钟离心，并吸干以防残留 PEG。

（2）将融合细胞转入 HAT 培养基，加入 96 孔板，200 μL/孔，全过程应防止吹散融合细胞。

4. 换液

待融合细胞在 HAT 中培养 7 天左右(即未融合的 SP20 和脾细胞死后)换成 HT 培养基。200 μL/孔，第 8 ~ 10 天检测抗体。

三、细胞建株

1. 融合板检测

待融合细胞长至中等大小($\geqslant 1 \times 10^4$/孔)开始检测(检测方法可用 ELISA 或免疫荧光等方法)，若用 ELISA 方法检测则在质控合格(即阴性对照 < 1.0，阳性对照 >1.0)后，挑选阳性孔(一般 $OD_{450} \geqslant 0.5$)作亚克隆。

2. 细胞亚克隆及检测

挑出 96 孔板中阳性孔全部细胞加入 8 ~ 10 mL HT 培养基，混均铺板 4 ~ 6 纵行；待亚克隆生长 5 ~ 7 天，克隆长大($\geqslant 1 \times 10^4$/孔)，即可用 ELISA 等方法检测阳性克隆。

3. 单克隆铺板和检测

挑取亚克隆检测阳性值高的孔计数，调浓度为 40 ~ 60 个细胞/mL，每孔加 0.1 mL，每孔对比稀释，按 4∶2∶1∶0.5 个细胞四个梯度铺 96 孔板，1 个阳性细胞株/块。待单克隆生长 7 ~ 10 天，单克隆细胞长至中等大小(1×10^4/

孔)时进行检测,其中单克隆细胞≥8 个/株(一般检测 12 个孔),待检测单克隆全阳性后再进行一次同样的单克隆。

4. 细胞株确立

待两次单克隆检测全阳性后,挑出三孔/株,扩大培养于 24 孔板;24 孔板细胞长满后作交叉 Ag 鉴定和稳定性鉴定(即再次测其培养上清液看是否还能分泌单抗),鉴定合格后选择其中一株长势好,OD450 值高的细胞株扩大培养于细胞瓶,并进行冻存,5 支/株,≥2×10^7 细胞/支。

四、细胞株鉴定

在细胞株冻存完毕后必须复苏同一批次中的一支进行鉴定,鉴定标准为:

(1)复苏活细胞数≥1×10^6/支;

(2)活细胞中有活力细胞≥5×10^6/株;

(3)复苏细胞中不能有除细胞株细胞以外的其他微生物(如细菌、真菌和支原体等)出现;

(4)复苏细胞生长到一定数目后选出生长好的细胞作单克隆计数铺板,并检测单克隆的分泌抗体能力是否全阳性或有抗体分泌;

(5)细胞培养上清液也需作 ELISA,以确定是否分泌抗体,同时作交叉抗原复查,Western bolt 鉴定是否为单克隆抗体。

五、腹水制备及细胞株扩增

在细胞株鉴定合格后收集培养瓶中细胞。获取小鼠腹水方法如下:

(1)小鼠选择:10 周龄 Balb/c 雌性小鼠,小鼠毛发油光,活泼,约 30 克体重;

(2)接种杂交瘤细胞前小鼠准备:在接种前 7～30 天内致敏小鼠,石蜡油(或其他矿物油)0.5 mL/只腹腔注射;

(3)将杂交瘤细胞加于 PBS(pH 7.4)或生理盐水(无菌)中,接种小鼠腹腔,2～5×10^6 细胞/只鼠;

(4)腹水收集:杂交瘤细胞注入小鼠腹腔后 5～7 天即可产生腹水(小鼠状态:腹部膨隆,小鼠精神委靡,不思饮)。此时,可用无菌注射器抽取约 2～5 mL/只小鼠的腹水。腹水特点:血性或乳白色或微黄、脂性、略浓。一般隔日抽取 1 次,每只小鼠抽取 3 次即可处死。

(5)腹水保存:将抽取的腹水置 4℃冰箱内过夜。次日取出腹水 500 rpm

离心 10 分钟，取上清液短期(3～7 天)存放于 4℃冰箱内，中期(1～2 个月)放于 -20℃冰箱内，长期(>6 个月)存放于 -80℃冰箱内。

六、杂交瘤技术的关键影响因素

(1)试剂和器材：所有应用的试剂如水、培养基、融合剂(PEG 等)、胎牛或小牛血清等，特别是血清和融合剂，应用前都必须经过严格的筛选。

(2)培养技术：无菌操作，避免污染，其中最常见和最严重的是支原体污染和真菌污染。因此，应确保工作台、培养箱以及各种用具的清洁消毒。所有用具均应高压灭菌后使用。

(3)早期克隆化：克隆化应早期进行，以避免无关细胞克隆过度生长。有些克隆在低细胞密度时生长较差，此时加适量的饲养细胞、使用高质量的胎牛血清可能有帮助。在克隆化过程中，应保留所有可能有意义的细胞，以便作进一步的克隆化和检查，避免杂交瘤细胞的丢失。

七、单克隆抗体的应用

单克隆抗体主要应用于检验医学，如酶联免疫吸附试验、放射免疫分析、免疫组化和流式细胞仪等技术，常见单克隆抗体制作的商品化试剂盒常应用于①病原微生物抗原、抗体的检测；②肿瘤抗原的检测；③免疫细胞及其亚群的检测；④激素测定；⑤细胞因子的测定。但单克隆抗体对抗原的识别与多克隆抗体有很大的不同，不同试剂盒的单克隆抗体可因识别抗原的位点不同而导致检测结果有一定差异。因此，单克隆抗体试剂盒标准化问题还需要进一步研究。

第三节　基因工程抗体技术

尽管单克隆抗体具有多种优点，但其来源于鼠，对人体有较强的免疫原性，可诱导产生人抗鼠抗体，另外生产成本高，难以普及。为了冲破这些障碍，在充分认识 Ig 的基因结构和功能基础上，应用 DNA 重组和蛋白质工程技术，按人们的意愿在基因水平上对编码 Ig 分子基因进行切割、拼接与修饰等，并导入受体细胞，使之表达出新型抗体分子，即基因工程抗体(genetic engineering antibody)。基因工程抗体主要有：人源化的鼠单克隆抗体(人 - 鼠嵌合抗体、人源化抗体)、小分子抗体、某些特殊类型的抗体(双特异性抗体、抗原化抗体、细胞内抗体)、抗体融合蛋白(免疫毒素、免疫粘连素、催化抗体等)和通过噬菌体抗体库技术构建的抗体等。

异源性 Ab 的免疫反应约有 90% 是针对抗体的恒定区(C 区),要降低 mAb 的免疫原性,必须对 Ab 的恒定区进行人源化,人 – 鼠嵌合抗体是将鼠单抗可变区与人抗体恒定区拼接形成人 – 鼠嵌合抗体。

【原理】

从分泌某 mAb 的杂交瘤细胞中提取总 RNA,逆转录成 cDNA,再经 PCR 分别扩增出抗体的重链和轻链可变区(VH 和 VL)基因,按一定的方式将 VH 和 VL 基因经基因重组与人 Ig 恒定区基因相拼接,插入到适宜的表达载体中,构成鼠/人嵌合的轻重链基因表达质粒,转染骨髓瘤细胞,表达并折叠成有功能的抗体分子,筛选出高表达的细胞株,即可制备出鼠/人嵌合抗体。再用亲和层析等手段纯化其表达产物。

人 – 鼠嵌合型抗体与鼠源抗体比较有以下优点:①可以按需要对抗体的效应基因进行选择或剪切。例如人 IgG 的同种型 IgG1 和 IgG3 对激活补体介导细胞毒效应及 ADCC 效应具备优势,因而利用该技术可以拼接不同亚类的抗体 C 区基因,以改变抗体的效应功能,使原细胞毒效应较低的 IgG2a 和 IgG2b 变成细胞毒效应较高的 IgG1 和 IgG3,从而增强了抗体的免疫治疗功能,可用来杀死肿瘤细胞;②在治疗中使用人而非鼠 mAb 的同种型,大大减小了鼠源 mAb 作为异种蛋白对人体的免疫原性。

【试剂与材料】

(1)分泌 mAb 的杂交瘤细胞(如分泌抗人 CD40 的杂交瘤细胞株)。

(2)细胞培养常用试剂、培养液、培养皿等。

(3)总 RNA 提取试剂 Trizol 、DNA 提取试剂。

(4)RT – PCR 试剂盒、小量质粒抽提试剂盒、PCR 产物纯化试剂盒及胶回收试剂盒。

(5)真核表达载体 pIRES 和转染试剂脂质体 Lipofectamin。

(6)核酸修饰酶类:T4 DNA 连接酶、Taq DNA 聚合酶、限制性内切酶等。

(7)扩增小鼠 IgVH 和 VL 的引物。

(8)表达载体:嵌合抗体的重组基因主要采用哺乳动物细胞表达载体,其功能元件含有原核基因序列,能在细菌中自我复制,并带有只在真核细胞中表达的一个或多个真核转录单位。其中的原核序列包括能够在大肠埃希菌中工作的复制子,便于筛选带重组质粒细胞的抗生素抗性基因,以及便于将真核序列插入质粒非必须区的少数单一限制性酶切位点。最基本的真核表达组件包含可转录外源 DNA 序列的启动子元件和转录产物有效地加上 poly A 所必需的信号。组件的另外一些附加元件包括增强子，以及带有剪接供体和剪接受体功能位点的内含子。

【方法】

（1）设计数对简并 PCR 引物：VH 和 VL 5' 端引物与 V 区的前导序列互补，VH 3' 端引物与 IgG（IgM）CH1 5' 端及所有 V 区 J 段 3' 端互补，VL 3' 端引物与 κ（λ）链 CL 5' 端和 V 区的所有 J 段 3' 端互补，引物的简并性基本上不会造成 PCR 产物与原来基因序列上氨基酸的变异。

1）扩增抗 CD40 mAb 轻链基因的简并引物

mL-A：5'-GAA（C）ATTGT（CA）GAGTACGCAGTCTGAC-3'；

mL-B：5'-GATACAGT TTGA2CAGCATCAGC-3'。

2）扩增抗 CD40 mAb 重链基因的简并引物

mH-A：5'-ATCTGA（CC）AG（C）CACCAGG（C）TCTCT（A）GG-3'；

mH-B：5'-TCTTGTCTTGA AAGTAAGCTGCTG-3'。

3）扩增抗 CD40 mAb 轻链信号肽基因的引物

RT：5'-（P）TGATAACGTCGGTGC-3'；

A1：5'-GTGGATCAGACTGACCATTTCACAC-3'；

A2：5'-GAGTGGAGGCACTGAATCTGGGA-3'；

S1：5'-GACCCCATGCGAGCGGTAGGAAAC-3'；

S2：5'-GGCCTGGTGCGCACAGGTACCA-3'。

4）扩增抗 CD40 mAb 重链信号肽基因的引物

RT：5'-（P）TGGATAGACTGACATGG-3'；

A1：5'-TCTGAGTGACGTTGCGCTCTATTAC-3'；

A2：5'-CCAAGGCATGAACGCACAGTCTC-3'；

S1：5'-GTAGGCTGTTTGTAACGGATTTGTC-3'；

S2：5'-AGGATTCACCGTGGAATCCACTC-3'。

5）扩增抗 CD40 mAb 嵌合轻链基因的引物

S5-A：5'-GTGTCTAGTTGCGACGTTGCCTGTTAGGCTGTTG-3'；

L-B：5'-CGTGCGGCCGCAACTGACTCTCCCCTGTTGAAG-3'。

6）扩增抗 CD40 mAb 嵌合重链基因的引物

H-A：5'-GCAGCTAGCATGTGTGGACCAATGGATATTTCTC-3'；

H-B：5'-GCTGAATTCTCAACTGCCAGAGACAGGGAGAG-3'。

（2）抗 CD40 mAb V 区基因及其信号肽序列的克隆：用 Trizol 试剂从杂交

瘤细胞株(抗人 CD40 mAb)中提取总 RNA,并进行 RT-PCR 扩增。PCR 产物经 10 g/L 琼脂糖凝胶电泳分离目的基因,经割胶回收后连接到 pMD18-T 载体上,测序。根据对重、轻链基因序列分析结果设计引物,应用 SMART-PCR 方法扩增 VH 和 VL 5′端相应的信号肽序列,再次利用 TP-PCR 分别加到 VH 和 VL 基因的 5′ 端,进行测序鉴定。

(3)人 IgG1 CH 基因和人 Cκ 基因的克隆:用 Trizol 试剂从人脾脏细胞中抽提总 RNA,再根据目的基因的特点分别设计特异性引物进行 RT-PCR,分别扩增人 IgG1γ 链的 Fc、CH1 基因和 Cκ 基因,并克隆至 pMD18-T 载体中,进行测序鉴定。利用三引物 PCR(TP-PCR)将 Fc 和 CH1 基因进行拼接得到人 IgG1γ(CH1-CH3)链基因,再克隆至 pMD18-T 载体中,进行测序鉴定。

(4)嵌合重链和嵌合轻链基因的构建及序列测定:将鼠源性 mAb 重链的信号肽序列、V 区序列和人 IgG1 CH 基因进行拼接获得嵌合重链;将轻链的信号肽序列、V 区序列和人 Cκ 基因进行拼接获得嵌合轻链。将两者的 PCR 产物经琼脂糖凝胶电泳分离、割胶回收后,分别连接到 pMD18-T 载体上,进行测序鉴定。

(5)pIRES/抗 CD40 真核表达载体的构建:用 Nhe I 和 EcoR I 分别酶切嵌合重链的 PCR 纯化产物及表达载体 pIRES,经琼脂糖凝胶电泳分离、分别割胶回收后,在 T4 连接酶作用下于 4℃连接过夜,以连接产物转化 Top10 感受态细菌。重组质粒经 PCR 和酶切鉴定后,筛选出阳性克隆,再用 Xba I 和 Not I 分别酶切嵌合轻链的 PCR 纯化产物及含嵌合重链的阳性质粒。构建并筛选出阳性克隆,测序验证,获得共表达嵌合重、轻链的重组质粒 pIRES/抗 CD40。

(6)抗体的轻、重链嵌合基因共转染受体细胞

1)于 6 孔板中接种培养 SP20 细胞至铺满孔底,无血清的 RPMI1640 洗三次细胞,并加入适量无血清培养液(约 3 mL)。

2)各取 20 μg 轻、重链嵌合基因质粒 DNA 用无菌水稀释,与预先稀释的 4 μg 脂质体混合,总体积为 100 μL,室温放置 15 分钟,共转染上述 SP20 细胞,边摇边加入 DNA-脂质体混合物。

3)于 37℃,5% 二氧化碳温箱培养 10 小时以上,每孔加入 3 mL 含 20% 胎牛血清的培养液;轻轻吹打细胞,分装一半到另一空白的孔内,培养 24 小时后,换成选择培养液(含霉酚酸 1 μg/mL,G418 1μg/mL,次黄嘌呤 6.8 μg/mL,黄嘌呤 2.0 μg/ mL,胸苷 1.9 μg/mL),2 周后,换成次黄嘌呤、黄嘌呤和胸苷的培养液,并逐步降低三者含量直到换成正常的培养液。

4)一般于转染 5 天后便可观察到由少量细胞组成的集落,待细胞集落长满 2/3 孔底时,即可用 ELISA 检测上清液的抗体活性。

【附本实验试剂配制】

(1)弗氏不完全佐剂(incomplete Freund's adjuvant, IFA):

羊毛脂	1 份
石蜡油	5 份

混合,高压灭菌后保存。用时加热融化,冷却至 50℃ 左右,加抗原进行乳化处理。

(2)弗氏完全佐剂(complete Freund's adjuvant, CFA):

弗氏不完全佐剂	10 mL
卡介苗	10 ~ 200 mg

卡介苗可 100℃ 10 分钟灭活处理。

(3)目前应用最广的矿物油:

10 号白油(石蜡油)	100 mL
硬脂酸铝	2 g
司本 80	6 mL

混合加热融化,分装。用时按下列配方进行乳化。

油相	3 份
水相(加 4% 吐温 −80)	1 份

先把油相搅拌起来,然后缓慢加入水相乳化。司本是油分散剂,吐温是水分散剂,均有利于乳化。

(4)硫酸铵饱和溶液:

硫酸铵	800 ~ 850 g
H_2O	1 000 mL

加热至绝大部分溶质溶解为止,趁热过滤,置室温过夜,然后以 28% NH_4OH 调 pH 至 7.0(不调 pH 值也可以)。

注意:硫酸铵以质量优者为佳,因次品中含有少量重金属对蛋白质疏基有影响。如次品必须除去重金属,可在溶液中通入 H_2S,静置过夜后滤过,加热蒸发 H_2S 即可。

(5)0.01 mol/L pH7.4 PBS 液:

A 液(0.1 moL/L NaH_2PO_4):

$NaH_2PO_4 \cdot 2H_2O$	15.6 g
加 H_2O 至	1 000 mL

B 液(0.1 moL/L Na$_2$HPO$_4$):

Na$_2$HPO$_4$·12H$_2$O	35.80 g
加 H$_2$O 至	1 000 mL

取 A 液 19 mL, B 液 81 mL 加水至 1 000 mL 即可。

(6)纳氏液:

HgI	115 g
KI	80 g
加 H$_2$O 至	500 mL

溶化后过滤,然后再加 20% NaOH 500 mL,混合即可。

第三章　抗原抗体反应

第一节　概述

抗原抗体反应是指抗原与其相应抗体在体内、外的特异性结合。在体内抗原抗体结合主要表现在体液免疫应答的效应阶段，体现在生理性体液免疫应答和病理损伤两方面。抗体介导调理吞噬细胞吞噬作用、ADCC、促进补体溶菌作用、中和细菌外毒素作用等等。免疫病理损伤作用则表现为超敏反应导致的机体损伤和功能紊乱、以及对自身抗原耐受终止导致的自身免疫病。

根据抗原抗体反应具有特异性的原理，通过抗原抗体体外发生特异性结合出现凝集（agglutination）、沉淀（precipitation）等现象来检测相应的抗体或抗原，这即是传统的免疫学检测技术，用已知抗原检测未知抗体，或用已知抗体检测未知抗原。由于体外检测抗原抗体反应中的抗原或抗体多来源于血清，故又称血清学检测。它广泛应用于研究机体的免疫应答，抗原与抗体的特性以及疾病的辅助诊断、治疗评估等方面。本章从实验免疫技术角度，阐述体外抗原抗体反应的基本规律。

一、抗原抗体反应的一般原理

抗原抗体特异性结合是通过氢键结合力、电荷引力、范德华力、疏水作用力等几种分子间引力相互作用实现的，这些作用的总和使在空间位置上互补的抗原抗体可以相互结合，在适宜的条件下，出现肉眼可见的实验现象。

绝大多数抗原都属于蛋白质，具胶体性质带有电荷，溶于缓冲液中呈胶体溶液。蛋白质胶体分子带有负电荷，且其亲水基团与水分子结合，在蛋白质分子外周形成一层水化膜，在缓冲溶液中，抗原分子互相排斥均匀分布在溶液中，不会自行聚合而发生沉淀或凝集现象。当加入抗体后，抗体与抗原具有对应的极性，和抗原相互吸附，特异性结合后所形成的抗原抗体复合物分子表面的电荷减少或消失，同时水化层也消失，蛋白质胶体分子由亲水胶体转化为疏水胶体，在一定条件下，如适量的电解质参与下，则可进一步使各疏水胶体相互靠拢，形成肉眼可见的沉淀或凝集物。

二、抗原抗体反应的特点

(1)特异性：特异性是抗原抗体反应最主要的特征。特异性也即专一性、针对性。是指抗体与抗原在空间位置上的互补性，它受抗体的互补决定区与抗原决定簇在化学构成、立体构型、体积大小等方面的影响。由于抗原的异质性和空间构象的复杂性，也可能会出现交叉反应，这要求实验者应尽量纯化抗原(或抗体)，并对某些交叉反应结果作出谨慎的解释。

(2)可逆性：抗原与抗体结合是非共价结合，形成的免疫复合物还可被解离成游离的抗原(或抗体)，这是一动态平衡过程。

(3)阶段性：抗原抗体反应分两个阶段。第一阶段是快速发生的不可见反应阶段，是抗原抗体发生特异性结合的阶段。第二阶段是抗原抗体复合物在合适的实验条件下出现肉眼可见的凝集、沉淀等反应阶段。实际上这两个阶段难以严格分开。

(4)最适比例结合：只有当反应体系中抗原与抗体分子比例合适时，才会出现肉眼可见的沉淀和凝集现象。如图3-1所示，在含有一定量抗体的试管中，递增量依次加入相应可溶性抗原，绘制成免疫沉淀物与抗原或抗体量的关系曲线。当抗体过剩或抗原过剩时，沉淀物的形成均相应较少，甚至无沉淀物形成，血清学实验中称之为前带现象或后带现象。但在抗原抗体比例达到一合适范围内时，沉淀物形成多而快速，称为抗原抗体反应的等价带。提示抗原抗体反应存在最适比例。根据JR Marrack(1934)的网格学说，可解释为：当抗原或抗体过量时，均不能形成大分子的免疫复合物，仅当抗原与抗体处于等价带时，它们彼此相互连接可形成巨大网格状聚积体的免疫复合物从而易形成肉眼可见的沉淀物。

三、影响抗原抗体反应的条件

(1)抗体方面：不同动物来源的免疫血清，与相应抗原反应存在差异，如家兔免疫血清等价带宽，通常在抗原过量时才出现可溶性免疫复合物；马的免疫血清的等价带较窄，抗原或抗体的少量过剩便易形成可溶性免疫复合物。早期获得的动物免疫血清特异性较好，但亲合力偏低；晚期获得的免疫血清亲合力一般较高，但抗体的类型和反应性复杂；单克隆抗体的特异性最好，但其亲合力较低，不适于沉淀反应或凝集反应。

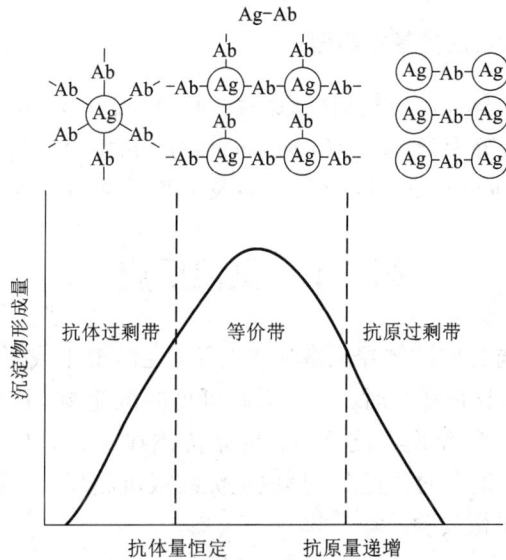

图 3－1　抗原抗体反应中抗原与抗体比例关系

（2）抗原方面：抗原的理化性状、抗原决定簇的数目和种类等均可影响实验结果。

（3）浓度：出现合适反应的抗体与抗原的浓度是相对而言的，须通过实验寻求合适的浓度比例。

（4）温度：抗原抗体反应温度范围一般在 15℃ ～ 40℃，最适温度为 37℃。在这个范围内，温度升高加速抗原抗体反应，温度偏低时，反应速度减慢。某些特殊的抗原抗体反应需要特定的温度。

（5）pH 值：抗原抗体反应溶液的 pH 范围在 6 ～ 9，过碱或过酸均可导致抗原抗体的反应出现假阳性或假阴性结果，但是不同类型的抗原抗体反应又要求不同的 pH 值范围。

（6）电解质：适当的电解质缓冲液是抗原抗体反应出现可见的沉淀或凝集现象的重要条件。反应系统中电解质浓度过低不易出现可见反应，过高则会引起非特异性蛋白质沉淀，即盐析。

（7）适量的振荡：有利于抗原抗体的结合，有利于快速出现肉眼可见的沉淀现象。

（8）反应时间：实验过程中，应选取适当的时间观察结果，有的实验出现结果快，有的慢，同一实验在不同的时间观察，结果可能会不同。

四、抗原抗体反应的基本类型

经典的抗原抗体反应可根据抗原的物理性状或参与反应的成分出现不同反应现象，传统上分为凝集反应（agglutination）、沉淀反应（precipitation）、补体结合反应（complement fixation reaction）及中和反应（neutralization）等。

第二节　沉淀反应

可溶性抗原与相应抗体在电解质参与下（在溶液中或凝胶中彼此接触）相互作用，当两者比例适当时，出现肉眼可见的沉淀物，称为沉淀反应。目前常用的有凝胶扩散免疫沉淀反应，抗原抗体在凝胶中扩散，形成浓度梯度，在两者比例最适合的位置上，形成沉淀线或沉淀环。包括单向琼脂扩散实验和双向琼脂扩散实验。

实验一　单向琼脂扩散实验

【原理】

将一定量的抗体均匀地分散固定于免疫惰性的琼脂凝胶中，制成琼脂板，打孔，在孔中加入抗原或待测血清，孔内抗原向四周呈环状扩散形成浓度梯度环，在抗原与抗体的量达到一定比例时即可形成肉眼可见的沉淀环。一定条件下，沉淀环的大小与抗原浓度呈正相关（图3－2）。将不同浓度的标准抗原及对应的沉淀环直径绘制成标准曲线，则未知标本中的抗原含量可从标准曲线中查出。现以检测血清C3含量为例。

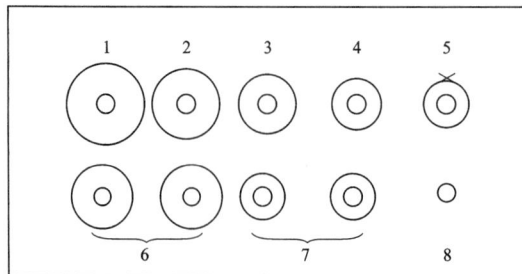

图3－2　单向琼脂扩散试验结果

1~5号孔为不同稀释度的标准抗原；6、7号孔为待测血清（每份设复孔）；8号孔为生理盐水对照

【器材与试剂】

(1)单扩板、吸管、微量加样器、打孔器(直径为 3 mm)、水浴箱、水平台、温箱、湿盒、半对数座标纸。

(2)抗 C3 免疫血清、C3 标准血清、琼脂粉或琼脂糖。

(3)生理盐水、0.2 g/L NaN₃ 盐水。

(4)pH 8.2, 0.1 mol/L 巴比妥缓冲液(内含 0.01 mol/L EDTA)。

【方法】

(1)制备 1.2% 巴比妥缓冲琼脂:在 50 mL 生理盐水中加入 1.2 g 琼脂,隔水煮沸融化,再加 50 mL 巴比妥缓冲液继续隔水煮沸至澄清后,置56℃水浴中备用。

(2)制备抗 C3 免疫血清琼脂凝胶板:取上述备用的 1.2% 巴比妥缓冲琼脂与 C3 免疫血清按效价混合(如 C3 免疫血清单扩效价为 1∶60,则做 60 倍稀释)后在水平台上制板,使琼脂凝胶厚度为 2 mm,室温冷却凝固。

(3)打孔:用打孔器在琼脂凝胶板上打孔,孔径 3 mm;孔距 12~15 mm。要求孔打得圆整、光滑,不要破裂。

(4)加样:将待测样品用含 0.2 g/L NaN₃ 的生理盐水稀释 5 倍,每孔加 10 μL,每个样品加两个孔(复孔),置室温 15 分钟后移至湿盒内。

(5)扩散:将加样的琼脂凝胶板平放于湿盒内,置37℃孵育,24 小时后观察结果,测量各孔沉淀环直径。如果沉淀环不清晰,可将琼脂板置生理盐水中浸泡 2~3 小时,取出滴加 1% 鞣酸浸泡 10~20 分钟后再测量。

(6)绘制标准曲线:将 C3 标准血清用含 0.2 g/L NaN₃ 的生理盐水稀释至 500 μg/mL,按表 3-1 稀释成各种不同浓度,测定方法同上。以沉淀环的直径为横轴,相应孔中 C3 含量为纵轴,在半对数坐标纸上绘制标准曲线。

表 3-1　标准品稀释方法

标准血清(500 μg/mL)	0.85% NaCl(mL)	蛋白含量(μg/mL)
0.05	0.45	50
0.10	0.40	100
0.20	0.30	200
0.30	0.20	300
0.40	0.10	400
0.50	—	500

【结果】

经扩散 24 小时后，沉淀环见图 3 - 2。测量待检血清标本的沉淀环直径，从标准曲线上查出 C3 含量。也可通过标准血清含量以及其沉淀环大小，求出回归函数 $Y = 10^a / bX$，其中 X 为直径，Y 为含量，可直接计算出待测标本中 C3 浓度。

【正常值】

人血清中 C3 含量，男：0.86 ~ 2.52 g/L；女：0.86 ~ 2.06 g/L。

【注意事项】

（1）免疫血清纯度与抗原的提纯及免疫方法有关，应尽量避免吸收无关抗体的步骤。自制或购得的免疫血清使用前应重新测定其效价。

（2）巴比妥缓冲液中加入 0.01 mol/L EDTA 是为了防止 C1 酯酶被自发性激活，导致 C3 转化，影响结果。

（3）琼脂质量、浓度及加样孔的大小对结果有较大影响，因此条件要统一，加样量要准确。

（4）制板时免疫血清与琼脂要充分混匀，保温时间不能太长（一般在 8 分钟内完成），温度不宜高于 60℃，否则抗体易失活变性，但低于 50℃ 时，琼脂趋于凝固，均影响沉淀结果。室温低于 10℃ 时，免疫血清需适当预温，以免加入时琼脂凝固。

（5）为避免沉淀环变形，琼脂板要保持水平位置。

（6）每次测定需加标准血清对照。标准曲线在 24 小时呈半对数曲线，48 小时曲线弧度明显变小，72 小时曲线变为直线。

（7）所用器材必须清洁无油污。

实验二　双向琼脂扩散实验

【原理】

双向琼脂扩散实验是指可溶性抗原和抗体在含有电解质的同一个琼脂凝胶板的对应孔中，各自向四周凝胶中扩散（图 3 - 3），如果两者相对应，则发生特异性反应，在浓度比例合适处形成肉眼可见的白色沉淀线。沉淀线的特征与扩散速度、抗原抗体浓度、纯度等有关。现以测定正常人血清 IgG 的效价为例介绍此实验。

【器材与试剂】

（1）琼脂粉、生理盐水、平皿、吸管、微量加样器、打孔器、水浴箱、水

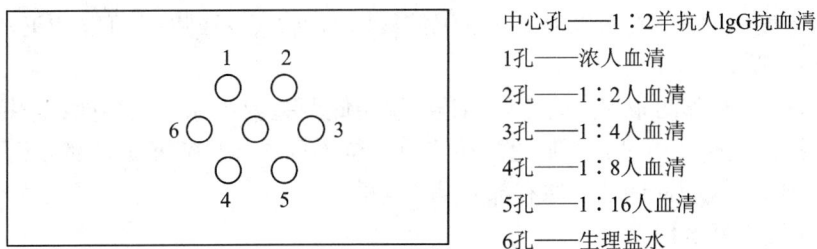

中心孔——1∶2羊抗人IgG抗血清

1孔——浓人血清

2孔——1∶2人血清

3孔——1∶4人血清

4孔——1∶8人血清

5孔——1∶16人血清

6孔——生理盐水

图3－3　双向琼脂扩散试验

平台、湿盒、温箱。

（2）羊抗人 IgG 抗血清、待测正常人血清（待测 IgG）。

【方法】

（1）制备琼脂凝胶：用生理盐水配制 1.2% 琼脂，隔水煮沸融化琼脂。

（2）浇板：将平皿置于水平台上，用吸管吸取上述琼脂加入平皿（直径为60 mm）中，滴加时要小心，要使琼脂盖满整个平皿底部，厚度约为 5 mm，并避免产生气泡。

（3）打孔：待琼脂凝固后（置室温约 15 分钟），按图 3－3 用打孔器打孔，孔径 3 mm，孔距 4 mm，孔要求圆整、光滑。

（4）稀释正常人血清：用生理盐水将正常人血清稀释成不同浓度（1∶2、1∶4、1∶8、1∶16）。

（5）加样：用 10 μL 微量加样器加样，中心孔加羊抗人 IgG 抗血清，1、2、3、4、5 孔加不同稀释度的正常人血清，第 6 孔加生理盐水作阴性对照，每孔 10 μL，不要溢出或出现气泡。

（6）扩散：将加好样的琼脂凝胶板平放于湿盒内，置 37℃ 温箱，扩散24～72小时后观察结果。

【结果】

取琼脂板于黑色背景上观察抗原、抗体孔间有无白色沉淀线及沉淀线的融合情况。

（1）以出现沉淀线的正常人血清最高稀释度为人血清 IgG 的效价。

（2）双向琼脂扩散试验沉淀线一般在 24 小时内可出现，最迟不超过 72小时。如迟至 96 小时仍无沉淀线出现，则为阴性结果。

（3）当 IgG 和抗 IgG 含量相当时，沉淀线为居中一直线；如其中之一含量较大，则沉淀线偏近含量较小的孔；极端情况下，沉淀线不在两孔间，跨越相对浓度低的孔，在另侧形成弧形沉淀线。如抗 IgG 不纯时，可能和正常人血清形成多条沉淀线。

（4）若相邻两条沉淀线完全相连，说明此两孔内抗原完全相同；若相邻两条沉淀线交叉而过，说明此两孔抗原完全不同；若两条沉淀线部分相连，呈毛刺状，说明此两孔抗原有部分是相同的。

【注意事项】

（1）扩散时间要适当，时间过短，沉淀线不能出现；时间过长，会使已形成的沉淀线解离或散开而出现假象。

（2）本实验常见失误包括：①加样孔破损或板浇注后保存时间过长而变形，使沉淀线的位置及线条模糊不清；②加样孔混有气泡，使溶液溢出孔外；③打孔后挑取琼脂时，将凝胶板挑起，以致检样在孔底流溢。

第三节　凝集反应

颗粒性抗原，既可以是细菌、红细胞或螺旋体等天然颗粒性抗原，也可以是吸附有可溶性抗原的非免疫相关颗粒，与相应抗体在电解质参与下相互作用，当两者比例适当时，形成肉眼可见的凝块，称凝集反应。根据参与反应的颗粒不同，凝集反应分为直接凝集反应、间接凝集反应两大类。此外还有一些特殊性质的凝集反应。其常用方法有玻片法、试管法和微量板法。凝集反应既可以是定性的检测方法，也可以是半定量的检测方法。

一、直接凝集反应

直接凝集反应是指天然的颗粒抗原，在适当电解质的参与下和相应抗体相互作用，当两者比例适当时出现肉眼可见的凝块。直接凝集反应可分为玻片凝集试验和试管凝集试验两种。

（一）直接玻片凝集实验

实验三　细菌的玻片凝集实验

【原理】

天然颗粒性抗原（如细菌）在电解质参与下，于玻片上直接与相应抗体结合所出现的凝集现象，称为直接玻片凝集试验。常作为定性试验。

【器材与试剂】

(1)抗体：1:40 抗伤寒杆菌免疫血清。

(2)抗原：伤寒杆菌菌液、痢疾杆菌菌液。

(3)生理盐水、载玻片、酒精灯、接种环等。

【方法】

(1)取清洁玻片两张，各用蜡笔划分为两等份，在玻片的左上角分别作标记(图3-4)。

① 生理盐水 + 伤寒杆菌	抗伤寒杆菌 免疫血清 + 伤寒杆菌		② 生理盐水 + 痢疾杆菌	抗伤寒杆菌 免疫血清 + 痢疾杆菌

图3-4 玻片凝集试验

(2)于上述两张载玻片的左端用灭菌接种环各加生理盐水2~3环。同样，于右端加1:40抗伤寒杆菌免疫血清2~3环。

(3)将接种环烧灼冷却后，取伤寒杆菌菌液，于第①号载玻片左端混匀；再将左端混匀的菌液取1~2环加到其右端血清中混匀。每取1环混匀菌液前，接种环均应彻底烧灼。

(4)按上法取痢疾杆菌菌液加于第②号载玻片的两端混匀。

【结果】

轻轻摇动载玻片，置黑色背景上观察有无凝集颗粒出现，如在几分钟内载玻片的右端出现白色颗粒物质，则为凝集反应阳性。左端为抗原对照，无凝集现象出现。

实验四 ABO 血型鉴定实验

【原理】

ABO血型鉴定的实验原理即是直接凝集反应。人类ABO血型的类型取决于红细胞表面的A、B抗原，如果红细胞表面只有A抗原，血型则为A型；只有B抗原，血型则为B型；同时有B抗原和A抗原，血型则为AB型；A、B抗原均无，血型则为O型。根据待测红细胞与相应的抗A、抗B分型诊断试剂在生理盐水中混合后是否出现凝集的现象可判断受试者的血型。若待测的红细胞只与抗 A 诊断血清发生凝集，则表明该红细胞上有 A 抗原，待测血型为 A 型；若待测的红细胞只与抗 B 诊断血清发生凝集则表明该红细胞上有 B 抗原，待测血型为 B 型。

【器材与试剂】

（1）抗体：抗 A 诊断血清、抗 B 诊断血清。

（2）抗原：待测红细胞悬液。

（3）生理盐水、小试管、采血笔及一次性无菌采血针、75% 乙醇、棉球、双凹玻片、毛细滴管等。

【方法】

（1）采血：以采手指血为例，用 75% 乙醇棉球消毒手指尖，用无菌采血针迅速刺破皮肤，用棉球吸弃第 1 滴血，再用无菌吸管吸取血液约 50 μL。

（2）制备红细胞悬液：将所取血液加入装有 1 mL 无菌生理盐水的小试管中，混匀，配制成浓度约为 5% 左右的红细胞悬液。

（3）加样：取干净的双凹玻片一块，在两端分别标记 A、B，在凹孔内分别滴加抗 A 诊断血清、抗 B 诊断血清各 1 滴。于每凹孔中加入 5% 红细胞悬液 1 滴，将悬液混匀（注意勿使两种试剂相互混合），室温静置，15 分钟后观察结果。

【结果】

观察结果时应将玻片置于白色背景下。如果混合液由红色混浊状变为透明，并出现大小不等的红色凝集块者则为红细胞凝集；如果混合液仍呈均匀混浊状说明红细胞未发生凝集。15 分钟后观察的结果显示两侧都无凝集出现者，应再混匀 1 次，于室温下静置 30 分钟后再次观察，此时的结果为最终结果。

若肉眼观察时判断结果有困难，可在低倍显微镜下观察。未发生凝集时可见分散的单个红细胞；而红细胞发生凝集时可见数个红细胞凝集在一起。

若待测红细胞与抗 A 诊断血清混匀后出现凝集，而与抗 B 诊断血清混匀后不出现凝集，则表明待测标本血型是 A 型；相反，若待测红细胞与抗 A 诊断血清混匀后不出现凝集，而与抗 B 诊断血清混匀后出现凝集，则表明待测标本血型是 B 型；若待测红细胞与两种诊断血清混匀后都出现凝集，则表明待测标本血型是 AB 型；若待测红细胞与两种分型试剂混匀后都不出现凝集，则表明待测标本血型是 O 型。

【注意事项】

(1)双凹玻片要清洁,务必注明 A、B 字样。

(2)所用抗 A、抗 B 诊断血清必须在有效期内使用。

(3)抗 A、抗 B 诊断血清不能混合。

(4)待检红细胞悬液不宜过稀或过浓。

(二)直接试管凝集实验

实验五　细菌的试管凝集实验

【原理】

将待测的血清在试管中进行一系列稀释后,直接与一定量颗粒性抗原(如细菌)悬液混合,孵育一段时间后观察是否出现凝集现象。常用于检测待测血清中的抗体及滴度,是检测未知抗体的一种半定量实验方法。

【器材与试剂】

(1)抗体:1:40 的抗伤寒杆菌免疫血清;

(2)抗原:伤寒杆菌鞭毛(H)抗原,伤寒杆菌菌体(O)抗原;

(3)生理盐水、小试管、1 mL 吸管、56℃水浴箱、离心机等。

【方法】

(1)稀释抗体,一般用对倍稀释法:

1)取清洁小试管 14 支,分两排排列于试管架上,每排 7 支,依次标记 1~7号。

2)用 1 mL 吸管于每排的第 2~7 号管内各加生理盐水 0.5 mL。

3)用此吸管在每排的第 1 号管内加入 1:40 抗伤寒杆菌免疫血清 0.5 mL。

4)在第一排的 2 号管内也加入 1:40 抗伤寒杆菌免疫血清 0.5 mL,并在管内来回吹吸 3 次,使血清与生理盐水充分混匀,注意勿使液体溢出。

5)从第一排的 2 号管吸出 0.5 mL 加入第一排的 3 号管,再次混匀,依此类推,稀释至第一排的 6 号管,最后从 6 号管吸出 0.5 mL 液体弃去。

6)用同样的方法在第二排的 2~6 号管中稀释抗伤寒杆菌免疫血清。此时,两排试管中血清的稀释度分别为 1:40、1:80、1:160、1:320、1:640 和1:1280。

7)两排的第 7 号管不加免疫血清,作为抗原对照管。

(2)加抗原:

1）用 1 mL 吸管分别取 0.5 mL 伤寒杆菌 H 抗原加入第一排的 7～1 号管。

2）换另一支 1 mL 吸管，分别取 0.5 mL 伤寒杆菌 O 抗原加入第二排的 7～1 号管。

3）加入菌液后，各管血清又稀释了 1 倍，血清最终稀释度为 1∶80、1∶160、1∶320 直到 1∶2560。

4）将各管振摇混匀后，置水浴箱内，在 50℃ 水浴 2～4 小时，再放 4℃ 冰箱内或室温过夜，次日观察结果。也可振摇后，以 1 500～2 000 rpm 离心 5 分钟，观察结果。

【结果】

（1）抗原对照管：液体混浊，可有少量细菌沉积于管底，呈圆点状，边缘清晰整齐。轻轻振荡，细菌即分散，此现象说明未发生凝集。

（2）凝集特点：O 抗原凝集为颗粒状凝块，振摇后分散成颗粒状；H 抗原凝集则为絮状凝块，振摇后呈絮状沉淀物。

（3）根据凝集程度分级记录：

＋＋＋＋：上层液澄清，全部细菌均凝集沉于管底。

＋＋＋：上层液稍浊，绝大多数细菌凝集沉于管底。

＋＋：上层液较浊，约半数细菌凝集沉于管底。

＋：上层液混浊，少数细菌凝集沉于管底。

－：同抗原对照管，阴性反应。

（4）血清效价（滴度）：能与抗原发生"＋＋"凝集反应的血清最高稀释度即为血清的效价。如血清最低稀释度无凝集或仅呈"＋"现象者，报告阴性；如血清最高稀释度呈"＋＋＋"或"＋＋＋"以上凝集者，应报告效价高于 1∶2 560，如果血清最高稀释度呈现"＋＋"凝集者，则应报告效价高于或等于 1∶2 560。

二、间接凝集反应

间接凝集反应是用人工方法将可溶性抗原（或抗体）吸附或偶联在与免疫无关颗粒性载体的表面（如正常人 O 型红细胞、绵羊红细胞、细菌、活性炭颗粒、胶乳微粒等），形成颗粒性抗原（或抗体），再与相应的抗体（或抗原）进行特异性结合反应，在适当的电解质存在的条件下，出现特异性凝集现象。

根据反应方式不同，间接凝集又分为：正向间接凝集反应、反向间接凝集反应和间接凝集抑制反应。

根据载体性质不同，间接凝集反应可分为血凝反应（hemagglutination），胶乳凝集反应（latex agglutination）及协同凝集反应（coagglutination）。

（一）正向间接凝集反应

将已知可溶性抗原吸附于微球上形成免疫微球（或致敏微球），再与待测标本中相应的抗体相互作用，在电解质存在下，出现凝集现象，则称为正向间接凝集试验。可用来检测血清中的自身抗体如类风湿因子、抗核抗体、抗甲状腺球蛋白抗体等；以及针对某些病原微生物的抗体，如抗钩端螺旋体抗体和某些抗病毒抗体。

实验六　类风湿因子免疫乳胶实验

【原理】

类风湿因子是一种抗"自身变性 IgG"的抗体，也叫抗球蛋白抗体，具有与人变性 IgG 结合的能力。利用人 IgG 致敏的胶乳与病人的血清反应，若标本中含有类风湿因子，则其与 IgG 致敏的胶乳作用，出现凝集。相反，若标本中没有类风湿因子，则不会出现凝集。

【器材与试剂】

（1）抗体：类风湿因子阴性血清、类风湿因子阳性血清、待测血清。

（2）抗原：人 IgG 致敏乳胶颗粒。

（3）微量滴定板、小试管、1 mL 吸管、毛细滴管、生理盐水、微型振荡器等。

【方法】

（1）用生理盐水稀释血清标本：取 6 支小试管，在第 2～6 支试管内分别加入生理盐水 200 μL，在第 1 支试管内加入生理盐水 380 μL。然后在第 1 支试管内加入待测血清 20 μL，混匀，吸取 200 μL，加入第 2 支试管，再次混匀，吸取 200 μL，加入第 3 支试管，依次稀释至第 6 管，混匀。则各试管内待测血清的稀释度依次为 1:20、1:40、1:80、1:160、1:320 和 1:640。

（2）在微量滴定板内分别加入不同稀释度的血清各 1 滴，阴性血清 1 滴，阳性血清 1 滴。

（3）在各反应孔内分别滴加摇匀的胶乳试剂 1 滴。

（4）摇匀各孔中的液体。

【结果】

在 1~3 分钟内出现均匀凝集颗粒者为阳性，无凝集者为阴性，出现凝集现象的最高血清稀释度为类风湿因子的滴度。

阴性对照：无凝集。

阳性对照：出现均匀的白色凝集颗粒。

【注意事项】

(1)胶乳试剂应置 4℃ 保存，但不得冷冻。

(2)胶乳试剂在每次使用前应充分摇匀。

(二)反向间接凝集反应

实验七 　反向间接凝集法检测甲胎蛋白

【原理】

抗体先吸附于与免疫无关的颗粒(如红细胞)上，形成免疫微球(或致敏微球)，再与待测标本中相应的抗原作用，在电解质存在下，出现凝集现象称反向间接凝集试验。如检测患者血清中的乙型肝炎表面抗原和甲胎蛋白(AFP)等。

【器材与试剂】

(1)抗体：抗甲胎蛋白诊断血球。

(2)抗原：AFP 阴性血清、阴性血清、待测血清。

(3)微量滴定板、小试管、1 mL 吸管、毛细滴管、生理盐水、微型振荡器等。

【方法】

(1)抗原稀释：常用 10 倍稀释法稀释。取 3 支清洁小试管分别标记"1、2、3"。于每管中加入 0.9 mL 生理盐水，并准确吸取 0.1 mL 待测血清加入试管 1 中，混匀(连续吹吸 3 次)后，再吸 0.1 mL 于试管 2 中混匀，同样吸 0.1 mL 于试管 3 中。这样，待测血清即被稀释成 1∶10、1∶100 及 1∶1 000。阳性血清、阴性血清亦作同样稀释。

(2)加样：用毛细滴管从低浓度至高浓度分别取 3 个稀释度的待测血清、阳性血清、阴性血清各 1 滴(约 25 μl)加入微量滴定板的 9 个小孔中(注意标记)，然后每孔再加入抗甲胎蛋白诊断血球 1 滴。另作 1 孔诊断血球对照(生理盐水 + 诊断血球)。

(3)将微量滴定板放在微型振荡器上振动 1~2 分钟，使之充分混匀。置室温或 37℃ 作用 20 ~ 30 分钟观察结果。

【结果】

（1）诊断血细胞对照孔：红细胞沉于孔底，呈小园点状，边缘清晰整齐。

（2）以红细胞凝集程度分级记录。

＋＋＋＋：红细胞呈片层凝集，均匀铺满孔底，边缘皱折如花边状。

＋＋＋：红细胞呈片层凝集，面积略小于"＋＋＋＋"。

＋＋：红细胞呈片层凝集，面积较小，边缘松散。

＋：红细胞沉于孔底，周围有少量散在凝集颗粒。

－：同诊断血球对照孔，为阴性反应。

正常人血清中 AFP 浓度 <20 ng/mL，使用本法检测时结果应为阴性。

【临床意义】

（1）该法诊断原发性肝细胞肝癌特异性仅次于病理检查，60% ~ 70% 患者的 AFP 高于正常值，假阳性率仅为 2%。

（2）是目前原发性肝细胞肝癌最好的早期诊断方法，可在症状出现前 6 ~ 12 个月作出诊断。

（3）是反映病情和疗效的敏感指标。

（4）有助于检出肝癌亚临床期复发与转移。

（三）间接凝集抑制反应

实验八　免疫妊娠诊断实验

【原理】

诊断试剂为抗原致敏的载体及相应抗体，用以检测标本中是否存在与致敏载体相同的抗原。先将标本与相应抗体作用，再加入致敏的载体，出现凝集现象说明标本中不存在与致敏载体相同的抗原，相应抗体得以与载体上抗原结合，导致载体颗粒凝集。如果标本中存在抗原，则能与相应抗体结合，当再加入致敏载体时就不会出现凝集现象，即称作间接凝集抑制试验。同理，也可用抗体致敏的载体和相应的抗原作为诊断试剂，检测标本中的抗体，此时称作反向间接凝集抑制试验。

【器材与试剂】

（1）抗体：抗绒毛膜促性腺激素（HCG）诊断血清。

（2）抗原：HCG 包被的胶乳抗原、HCG 阳性尿液、HCG 阴性尿液、待测尿液。

(3)双凹玻片、毛细滴管、生理盐水等。

【方法】

(1)用毛细滴管取待测尿液 1 滴(约 25 μL)滴于双玻片孔内,再加上 1 滴抗 HCG 诊断血清,充分混匀。

(2)取 1 滴 HCG 乳胶抗原滴加于上述孔内连续摇动 2~3 分钟观察结果。

(3)以同样的方法作阳性对照、阴性对照、乳胶抗原对照(生理盐水 + 乳胶抗原)。

【结果】

将双玻片置黑色背景上观察有无白色凝集颗粒出现,如在几分钟内不出现凝集,则为间接凝集抑制反应阳性;反之,则为阴性。注意观察各对照孔是否符合结果:阳性对照孔无凝集;阴性对照孔有凝集;乳胶对照孔无凝集。

【注意事项】

(1)试剂应保存在 4℃,且勿冻存,使用前应使试剂平衡至室温。

(2)日光灯下不利于结果观察,观察时应排除非特异性凝集的可能性。

实验九　Coombs 实验

【原理】

Coombs 试验又称抗球蛋白试验(antiglobulin test),此实验用于检测红细胞不完全抗体。不完全抗体,多半是 7S 的 IgG 型抗体,长度短,它与红细胞抗原的决定簇结合,但不会出现凝集现象。当在此反应体系中再加入抗该球蛋白的抗体,即可出现凝集现象。

Coombs 试验分为直接 Coombs 试验和间接 Coombs 试验。

直接 Coombs 试验:用于检测结合在红细胞表面的不完全抗体。在待检红细胞悬液中加入抗人免疫球蛋白抗体,若红细胞表面有不完全抗体则出现凝集现象。

间接 Coombs 试验:用于检测游离在血清中的不完全抗体。即先将正常的红细胞加入患者的血清中孵育。若血清中存在不完全抗体,则可与红细胞表面抗原结合使红细胞致敏。再将致敏红细胞与抗人免疫球蛋白抗体作用,可发生凝集现象。多用于检测母体抗 Rh 抗体。

下面以直接 Coombs 实验为例介绍:

【方法】

(1)取患者和 O 型正常人静脉血各 5 mL,注入装有玻璃珠的锥形瓶内,旋转摇动约 5～10 分钟，直至血中的纤维蛋白黏附于玻璃珠上。

（2）将上述抗凝血吸入离心管中，以 2 000 rpm 离心 5～10 分钟，弃去上层血清。

（3）用生理盐水洗涤红细胞 3 次。

（4）用生理盐水配成 5% 红细胞悬液，以 O 型正常人的 5% 红细胞作为阴性对照。

（5）实验室中采用 1:10 的抗人球蛋白血清作为抗体。

（6）取白瓷板两块，用生理盐水将抗人球蛋白血清作倍比稀释，在每块板的第 2～6 孔内分别加入生理盐水 100 μL，然后在每板第 1、2 孔内分别加入 1:10 的抗人球蛋白血清 100 μL，混匀第 2 孔，吸 100 μL 加入第 3 孔，依次稀释至第 6 孔，最后将第 6 孔混匀，弃去 100 μL，则各孔中抗人球蛋白血清的稀释为 1:10、1:20、1:40、1:80、1:160 和 1:320。

（7）在其中一块板的各孔内分别加入等体积 O 型正常人 5% 红细胞悬液。在另一块板的各孔内同样分别加入等体积待测 5% 红细胞悬液。

（8）混匀。

（9）在 37℃ 温箱中孵育 5 分钟后，观察结果。

【结果】

阴性对照不出现凝集，或仅在第 1 孔有微弱凝集，待测红细胞出现凝集，即为阳性结果，表示待测红细胞上有不完全抗体。出现凝集现象的最高血清稀释度即为待测红细胞不完全抗体的滴度。

【注意事项】

（1）本试验优先采用去纤维蛋白抗凝法，因为用肝素、枸橼酸钠或 EDTA 抗凝，对强抗体无明显影响，对弱抗体有抑制作用。

（2）血液标本须当天检查，因为弱抗体在室温放置 24 小时后反应减弱。

（3）待测红细胞及阴性对照红细胞不能放冰箱。

（4）尽量用 37℃ 的生理盐水进行实验，可消除高浓度冷抗体的影响，以免出现假阳性结果。

第四章　免疫标记技术

免疫标记技术是将示踪技术与抗原抗体特异性反应相结合的一门技术，是指用荧光素、放射性核素、酶、铁蛋白、胶体金及化学（或生物）发光剂等作为追踪物，标记抗体或抗原进行的抗原抗体反应，借助于荧光显微镜、射线测量仪、酶标检测仪和发光免疫测定仪等精密仪器，对实验结果直接镜检观察或进行自动化测定，可以在细胞、亚细胞、超微结构及分子水平上，对抗原抗体反应进行定性和定位研究；或应用各种液相和固相免疫分析方法，对体液中的半抗原、抗原或抗体进行定性和定量测定。因此，免疫标记技术在敏感性、特异性、精确性及应用范围等方面远远超过一般免疫血清学方法。近年来，随着分子生物学、细胞生物学、基础免疫学和免疫化学等学科的发展以及现代高新技术建立的仪器分析的应用，免疫标记技术也不断完善和更新。各种新技术和新方法不断涌现，已成为一类检测微量和超微量生物活性物质的免疫生物化学分析技术，在医学和其他生物学科的研究领域及临床检验中应用十分广泛。根据试验中所用标记物的种类和检测方法不同，免疫标记技术分为免疫荧光技术、放射免疫技术、免疫酶技术、免疫电镜技术、免疫胶体金技术和发光免疫测定等。

第一节　免疫酶技术

免疫酶技术是将酶的催化放大作用和抗原抗体反应的特异性相结合的一种微量分析技术。酶标记抗原或抗体后形成的酶标记物，既保留抗原或抗体的免疫活性，又保留了酶的催化活性。当酶标记物与待检标本中相应的抗原或抗体相互作用时，可形成酶标记抗原抗体复合物。利用复合物上标记的酶催化无色的底物显色，其颜色的深浅与待检标本中抗原或抗体的量相关。

免疫酶技术分为酶免疫组织化学技术和酶免疫测定两大类，目前已发展成形式各异，各有其优点和用途的定位、定量、半定量和超微量分析的技术。在酶免疫技术中引进放大系统，使测定的灵敏度达到 $10 \sim 19$ mol/L，优于放射免疫测定，更重要的是没有放射性污染，酶标记物有效期长，不需要昂贵的仪器等。

一、酶联免疫吸附试验

酶联免疫吸附试验（enzyme linked immunosorbent assay，ELISA）是根据酶免疫测定原理发展的一种非均相免疫酶技术。其原理是：抗原或抗体结合到固相载体表面仍保持免疫活性；抗原或抗体与酶结合形成的结合物仍保持其免疫活性和酶活性；结合物与相应抗体或抗原反应后，免疫复合物上标记的酶在遇到相应底物时，可以催化底物水解、氧化还原，从而产生有色物质，其颜色的有无和深浅与相应的抗体或抗原含量有关。因此 ELISA 可用于定性或定量测定抗原，也可用于测定抗体。在这种测定方法中有三种必要的试剂：①固相的抗原或抗体；②酶标记的抗原或抗体；③酶作用的底物。根据试剂的来源、标本的性状以及检测的条件，可设计出各种不同类型的检测方法，ELISA 的基本类型包括：间接法、双抗体夹心法、竞争法、抗体捕获法等。

1. 间接法

间接法是检测抗体最常用的方法，其原理为利用酶标记的抗抗体以检测已与固相结合的受检抗体，故称为间接法。操作步骤如下：

（1）将特异性抗原与固相载体连接，此过程即为包被，以形成固相化抗原，洗涤除去未结合的抗原及杂质。

（2）加稀释的受检血清，其中待测的特异抗体与抗原结合，形成固相化抗原抗体复合物。经洗涤后，固相载体上只留下与抗原结合的特异性抗体。其他免疫球蛋白及血清中的杂质由于不能与固相抗原结合，在洗涤过程中被洗去。

（3）加酶标抗抗体，与固相复合物中的抗体结合，从而使该抗体间接地标记上酶。洗涤后，固相载体上的酶量就代表特异性抗体的量。

（4）加底物显色：颜色深浅程度代表标本中受检抗体的量。

本法只需要更换不同的固相抗原，可以用一种酶标抗抗体检测各种与抗原相应的抗体。

2. 双抗体夹心法

双抗体夹心法是检测抗原最常用的方法，操作步骤如下：

（1）将特异性抗体包被于固相载体上，形成固相化抗体，洗涤除去未结合的抗体及其他杂质。

（2）加受检标本，使之与固相化抗体反应，一段时间后，标本中的抗原与固相载体上的抗体结合，形成固相抗原抗体复合物。洗涤除去其他未结合的物质。

(3)加酶标抗体，使固相免疫复合物上的抗原与酶标抗体结合。彻底洗涤未结合的酶标抗体。此时固相载体上带有的酶量与标本中待测抗体量正相关。

(4)加底物，夹心式复合物中的酶催化底物成为有色产物。根据颜色反应的程度进行该抗原的定性或定量。

根据同样原理，将大分子抗原分别制备固相化抗原和酶标抗原结合物，即可用双抗原夹心法测定标本中的抗体。

3. 竞争法

竞争法可用于测定抗原，也可用于测定抗体。以测定抗原为例，受检抗原和酶标抗原竞争与固相化抗体结合，因此结合于固相的酶标抗原量与受检抗原的量呈反比。操作步骤如下：

(1)将特异抗体包被于固相载体，洗涤除去多余抗体和其他杂质。

(2)待测管中加待测标本和一定量酶标抗原的混合溶液，使之与固相抗体反应。如待测标本中无抗原，则酶标抗原能顺利地与固相抗体结合。如待测标本中含有抗原，则与酶标抗原以同样的机会与固相抗体结合，竞争性地占去了酶标抗原与固相载体结合的机会，使酶标抗原与固相载体的结合量减少。参考管中只加酶标抗原，孵育后，酶标抗原与固相抗体的结合可达最充分的量。洗涤。

(3)加底物显色。参考管中由于结合的酶标抗原最多，故颜色最深。参考管颜色深度与待测管颜色深度之差，代表受检标本抗原的量。待测管颜色越淡，表示标本中抗原含量越多。

4. 捕获法测 IgM 抗体

血清中针对某些抗原的特异性 IgM 常和特异性 IgG 同时存在，后者会干扰 IgM 抗体的测定。因此测定 IgM 抗体多用捕获法。即先将所有血清 IgM（包括特异性和非特异性 IgM）固定在固相上，在去除 IgG 后再测定特异性 IgM。操作步骤如下：

(1)将抗人 IgM 抗体包被于固相载体上，形成固相化抗人 IgM。洗涤。

(2)加入稀释的待测血清标本，孵育后血清中的 IgM 抗体被固相抗体捕获。洗涤除去其他免疫球蛋白和血清中的杂质成分。

(3)加入特异性抗原试剂：它只与固相化的特异性 IgM 结合。洗涤。

(4)加入针对特异性抗原的酶标抗体：使之与结合在固相上的抗原反应

结合。洗涤。

(5)加底物显色：如有颜色显示，则表示血清标本中的特异性 IgM 抗体存在，即为阳性反应。

实验一介绍双抗体夹心法检测乙型肝炎病毒表面抗原(HBsAg)。

实验一　双抗体夹心法检测乙肝病毒表面抗原(HBsAg)

【原理】

以特异性的抗体(抗 HBsAg 单克隆抗体)包被载体表面，加入可能含有相应抗原的待测血清，孵育后洗涤，再加酶标记的特异性抗体(辣根过氧化物酶标记的抗 HBsAg 单克隆抗体)一起孵育。包被的抗体、待检抗原和酶标抗体形成夹心式复合物。洗去未结合的物质，加入底物显色，根据颜色的有无或颜色的深浅，定性或定量检测相应抗原(HBsAg)。

【器材与试剂】

(1)湿盒、滴管、微量移液器等。

(2)HBsAg 酶标试剂盒。

1)抗体：抗 HBsAg 单克隆抗体(包被抗体)及酶标抗 HBsAg 抗体(辣根过氧化物酶标记)。

2)抗原：HBsAg 阳性血清，阴性血清，HBsAg 标准品及稀释液。

3)底物：邻苯二胺(避光保存)、3% H_2O_2。

4)载体：聚苯乙烯微量凹孔板。

5)包被缓冲液(pH9.6 0.05 mol/L 碳酸盐缓冲液)、底物缓冲液(pH5.6 0.05 mol/L 柠檬酸 - 磷酸盐缓冲液)、洗涤液(NaCl 9 g、吐温 - 20 5 mL，加蒸馏水至 1 000 mL)。

(3)待测血清、冻干小牛血清、蒸馏水、2 mol/L H_2SO_4。

【方法】

(1)用抗 HBsAg 单克隆抗体包被凹孔板，使抗体固相化：①配制包被抗体溶液：先用 1 mL 包被缓冲液溶解包被抗体，然后将此液体移入剩余包被缓冲液中，摇匀即成；②吸取包被抗体溶液加入凹孔板，每孔 200 μL。将此凹孔板平置于湿盒中，于 37℃作用 1~2 小时后，再置 4℃冰箱过夜；③漂洗：倒出孔中液体，注满洗涤液，静置 1 分钟后甩干，如此重复 3 次，拍干备用。

(2)加样品使之与板里的抗 HBsAg 抗体结合：①设立标准品孔，将不同稀释度的 HBsAg 标准品加入孔中，每孔 200 μL；②将待检血清、阳性血清、阴性血清及洗涤液分别加至各凹孔中，每孔 200 μL；凹孔板平置湿盒内，于 37℃孵育 20 分钟；③漂洗：操作同前。

（3）加酶标抗 HBsAg 抗体：①配制酶标抗 HBsAg 抗体应用液：取酶标抗 HBsAg 抗体和冻干小牛血清各 1 支，分别加入 1 mL 洗涤液，混匀后两支合并，再用洗涤液稀释到 10 mL，摇匀；②每孔加酶标抗 HBsAg 抗体应用液 200 μL，平置湿盒内，于 37℃孵育 20 分钟；③漂洗：操作同前。

（4）加酶的底物溶液，使之在酶的催化下显色：①配制底物溶液：将底物缓冲液加到底物中，使之完全溶解后加 3% H_2O_2 100 μL，混匀（底物溶液应在临用前配制，冰箱避光暂存）；②每孔加 200 μL 底物溶液，避光置室温 15～30 分钟；③终止反应：于每孔中加 2 mol/L H_2SO_4 溶液 50 μL，以终止酶促反应。

【结果】

（1）目测法：终止反应后立即在白色背景上用肉眼观察结果，阳性对照孔应呈明显黄色乃至桔红色，阴性和清洗溶液空白对照孔应接近无色。如上述对照孔成立，则凡深于阴性对照孔色泽的待测样品，均可判断为 HBsAg 阳性。

（2）比色法：用酶标仪于 450 nm 波长处，测定各孔 OD 值。以测得的标准品孔 OD 值为纵坐标，以孔中相应标准品浓度为横坐标，绘制标准曲线，根据血清样品的 OD 值可在标准曲线上查出其浓度。此外，如对照孔成立，则当待测 OD 值/阴性孔 OD 值大于或等于 2.1 时判定为阳性；该值小于 2.1，但大于或等于 1.5 时为可疑，该值小于 1.5 时为阴性。

【注意事项】

（1）包被是关键的一步，要求包被物纯度高。必要时，包被后用 1% 小牛血清封闭，以减少非特异性反应。

（2）洗涤要彻底。

（3）结果判断必须在 10 分钟内完成。

（4）ELISA 试剂盒厂家众多，须严格按照试剂盒的说明进行操作。

（5）邻苯二胺有致突变性，应注意自我防护。

二、生物素–亲和素技术

亲和素（avidin）是一种糖蛋白，分子量 60kD，每个分子由 4 个亚基组成，可以和 4 个生物素分子结合。亲和素可由蛋清中提取，但目前使用较多的是从链霉菌中提取的链菌蛋白(strepavidin)。生物素(biotin)又称维生素 H,分子量 244.31,存在于蛋黄中。用化学方法制成的衍生物,生物素－羟基琥珀亚胺酯(biotin－hydroxysuccinimide,BNHS)可与蛋白质、糖类和酶等多种类型的大小分子形成生物素化的产物。亲和素与生物素的结合,虽不属免疫反应,但特异性强,亲和力大,两者一经结合就极为稳定。由于 1 个亲和素分子有 4 个生物素分子的结合位置,可以连接更多的生物素化的分子,形成一种类似晶格的复合体,因此将亲和素和生物素反应与 ELISA 偶联起来,可极大提高 ELISA 的敏感度。目前应用的生物素—酶标亲和素系统(biotin－avidin system－ELISA,BAS－ELISA),是通过生物素标记抗体连接免疫反应系统,同时借助生物素化酶或酶标亲和素引入酶与底物反应系统。

实验二　BAS－ELISA 法测定 HBsAb

【原理】

BAS－ELISA 检测 HBsAb 实验采用 ELISA 间接法结合生物素－亲和素系统试剂,检测血清或血浆中 HBsAb 的水平。将包被有 HBsAg 的聚苯乙烯微量反应板各孔分别与待测标本或对照标本一起温育。如果标本中存在抗体,它将与固相上的抗原结合。洗去未结合物,加标有生物素的鼠抗人 IgG 单克隆抗体(biotin labelled mouse anti－human IgG,B－MAHG),从而形成固相抗原－抗体－第二抗体复合物。洗去未结合的 B－MAHG 后,孔内加预制的亲和素－生物素化辣根过氧化物酶复合物(Avidin Biotin Complex,ABC)。ABC 通过亲和素－生物素桥与抗原－抗体－第二抗体相结合,形成一种含辣根过氧化物酶的固相网。洗去未结合的 ABC 后,各孔加含有过氧化氢和邻苯二胺(OPD)的底物溶液。经温育后,出现黄色或橙红色,其深度与标本的 HBsAb 量呈相关性。在测量限度内,待测标本的抗体量越大,则吸光度越高。加浓酸终止酶促反应。对照组和待测标本的吸光度用酶标分光光度计在波长 492 nm 处测量。若标本的吸光度值等于或大于核定的阈值,就认为 HBsAb 阳性。

【器材与试剂】

(1)试管、烧杯、水浴箱、微量移液器等。

(2)BAS－ELISA 试剂盒,包括:

1)HBsAg 溶于含 50% 甘油的 PBS。

2)B－MAHG,溶于含 50% 甘油的 PBS。

3）ABC，溶于含 50% 甘油的 PBS。

4）阴性对照血清。

5）阳性对照血清。

6）OPD 结晶。

7）浓缩的 HBsAg 稀释剂。

8）洗涤液。

9）底物缓冲液。

10）新生小牛血清。

11）聚苯乙烯微孔板。

【方法】

(1)包被：将 1 mL HBsAg 稀释剂和 9 mL 蒸馏水吸入一干净试管或烧杯内。将全部 HBsAg 溶液移入此容器，缓慢并充分地将三者混匀后，将混合液加入微孔板中，100 μL/孔。将微孔板置于湿盒中，37℃水浴 2 小时或 4℃过夜。甩去微孔板中的包被液。

(2)封闭：将全部浓缩洗涤液移入一干净烧杯，加 490 mL 蒸馏水，混匀，于 37℃水浴 2 小时，此即"洗涤液"。将 5 mL HBsAg 稀释剂、5 mL 新生小牛血清和 40 mL 蒸馏水移入一干净烧杯彻底混匀，即为封闭稀释液，各孔中封闭稀释液 100 μL，37℃水浴 2 小时，或在 4℃过夜。倒去孔内液体，用洗涤液洗 3 次。

(3)加样：分别将 100 μL 阴性(3 份)和阳性(1 份)对照样品加入选定的反应孔内。吸取 100 μL 待检标本加入各反应孔。将微孔板置 37℃水浴 1 小时。按方法(2)洗涤 3 次。

(4)加 B－MAGH：将全部 B－MAHG 溶液移入一干净试管，加 10 mL 封闭稀释液并彻底混匀，各孔加 100 μL，置 37℃水浴 45 分钟，按方法(2)洗涤 3 次。

(5)加 ABC：将全部 ABC 溶液移入一干净试管，加 10 mL 封阻稀释液并彻底混匀，各孔加 100 μL，置 37℃水浴 30 分钟，按步骤 2 洗涤 3 次。

(6)加底物：将 5 mg OPD 溶于 10 mL 底物缓冲液内，加 3% 过氧化氢 150 μL 并彻底混匀，各孔加 100 μL，置 37℃温育 10 分钟。

(7)测定：各孔加 100 μL 2 mol/L 硫酸以终止酶促反应。酶标分光光度计用底物空白孔校至零点后，在 492 nm 波长处测量对照孔和标本孔的吸光度。

【结果】

将待测标本的净吸光度与阈值作比较,以确定是否存在 HBsAb。阈值是由阴性对照孔吸光度均值(An)与其三倍标准差之和确定的。

例如:

阴性对照样品编号	吸光度
1	0.050
2	0.088
3	0.076

$$A_n = 0.071 \pm 0.017$$

$$阈值 = 0.071 + 0.051 = 0.122$$

凡待测标本的吸光度(As)大于或等于阈值时,可认为 HBsAb 阳性。若 As 小于阈值,则认为 HBsAb 阴性。

【临床意义】

HBsAb 的测定可评价乙肝病毒感染者的康复和预后;评价 HBV 疫苗的潜在能力;检查与 HBV 传播相关的流行病学因素。

【注意事项】

BAS-ELISA 检测法灵敏度较高,在使用中应注意以下几点:

(1)所有试剂均应低温保存。

(2)OPD 和 ABC 应避免暴露在强光之下。

(3)底物缓冲液必须在临用前配制,置于4℃暗处。

(4)每次必须作阴、阳性对照。

三、酶免疫组织化学技术

酶免疫组织化学技术(enzyme immunohistochemistry technique)是以酶为标记物检查抗原在组织中的分布或组织抗原的抗体的一种技术。

实验三 酶免疫组化法测定 EBV-VCA-IgA

【原理】

将带 EB 病毒壳抗原(VCA)的类淋巴细胞作为抗原靶细胞,将可能含有相应抗体的待测血清与靶细胞共同孵育,洗去未结合的抗体和非特异性成分，再加入酶标记的抗人 IgA 二抗，孵育一定时间后，洗去未结合的酶标抗体；最后加入底物，结合了酶标二抗的靶细胞出现底物沉积着色，即为阳性细胞。

【器材与试剂】

（1）试剂盒：B958 细胞株靶抗原细胞片、HRP 标记的羊抗人 IgA、3，3′–二氨基联苯胺、稀释液、底物缓冲液、阳性对照血清。

（2）pH 7.4 0.01 mol/L PBS、3% H_2O_2、2 mol/L H_2SO_4。

（3）阴性对照血清，待检血清。

（4）湿盒、染色缸、毛细吸管、加样枪、电吹风、显微镜、振荡器等。

【方法】

（1）从 4℃冰箱中取出靶细胞片，室温吹干。

（2）用 pH 7.4 0.01 mol/L PBS 将待测血清作 1∶5、1∶10、1∶20 稀释，滴加于靶细胞片各孔内，最后在 3 孔中分别加 EBV – VCA – IgA 阴性、阳性对照血清和 PBS（空白对照），所加液体不能溢出小孔。

（3）37℃孵育 30 分钟，用 PBS 轻洗 3 次（每次 5 分钟），最后 1 次洗涤后室温晾干或用电吹风吹干。

（4）用 0.5 mL 稀释液溶解酶标羊抗人 IgA，滴加入各小孔内（约 50 μL），放入湿盒 37℃孵育 30 分钟，用以上方法洗涤 3 次。

（5）将 4 mg 3，3′–二氨基联苯胺充分溶于 10 mL 底物缓冲液中，加入新配制的 3% H_2O_2（底物溶液临用前配制）。滴加底物溶液（约 50 μL）于靶细胞片上，避光作用 10 分钟，使显色。

（6）去底物液，蒸馏水洗后吹干，显微镜下观察结果。

（7）若需长时间保存，可将细胞片取出后置于乙醇中浸泡 3 分钟脱水，再滴加中性树胶，加盖玻片封固。

【结果】

阴性：细胞不着色，或呈浅棕的背景颜色。

阳性：细胞呈棕色，在胞膜周围着色较深。

根据显色强度和阳性细胞的数量判定"＋"～"＋＋＋＋"。

＋＋＋＋：低倍镜下每视野有 100 个以上的阳性细胞，呈深棕色；

＋＋＋：低倍镜下每视野有数十个阳性细胞，呈棕色；

＋＋：低倍镜下每视野散布有少数阳性细胞，呈浅咖啡色；

＋：在若干低倍视野下仅见少数阳性细胞，呈浅咖啡色。

以出现"＋＋"的血清最高稀释度作为 EBV – VCA – IgA 抗体滴度。滴度

> 1∶10 为 EBV – VCA – IgA 抗体阳性。

【临床意义】

EB 病毒衣壳抗原 EBV – VCA 存在于 B958 细胞株胞浆内。鼻咽癌患者一般检测 EB 病毒的 VCA – IGA 抗体，因为 VCA 抗原具有很强的免疫原性。抗 VCA – IgA 测定呈阳性，阳性率可达 90% 以上。抗体水平随着病情发展和恢复而变化。故抗 VCA – IgA 的测定对鼻咽癌的诊断、病情监测、预报复发有重要意义。但尚有 7 – 10% 的鼻咽癌病人结果为阴性。EBV 的感染广泛存在，EBV 除于鼻咽癌、传染性单核细胞增多症有关外，还同 Burkitt 淋巴瘤、免疫损伤性患者的淋巴瘤有关。同时也可能与何杰金氏病（Hodgkin's disease）、慢性疲劳综合征、移植后淋巴组织增生症等有关。

【注意事项】

(1)试剂盒应在 2℃ ~10℃ 冷藏保存，在有效期内使用。

(2)酶标抗体不可反复冻融。

(3)靶细胞片极易受潮或因存放不当而失去活性，故应密封干燥保存。

(4)加样时动作要轻，不要将靶细胞碰掉。

(5)洗涤要彻底。

第二节　免疫荧光技术

免疫荧光技术又称荧光抗体技术，是将免疫反应的特异性与荧光技术的敏感性及显微镜术的精确性相结合的免疫标记技术。以荧光素作为标记物与抗体结合成为荧光抗体，但不影响抗体的免疫学活性。用已知的荧光抗体检测待检标本中的未知抗原，如果彼此对应，则在局部形成荧光素标记的抗原抗体复合物。荧光素受紫外光照射能发出可见荧光，可借助荧光显微镜观察呈现荧光的抗原抗体复合物及其存在部位。近年来，免疫荧光技术已有很大改进和发展，已从原来仅限于固定标本，检测组织切片或细胞表面 Ag 或血清中抗体的定性检测，扩大到进行活细胞分类检测及多种成分的定量检测，因此具有较广泛的用途。

一、荧光及荧光素

荧光是指一个分子或原子吸收了给予的能量后，即刻引起发光；停止能量供给，发光亦瞬即停止。荧光素是一种能吸收激发光、并将光能转化成荧光，并能作为染料使用的有机化合物，亦称荧光色素。目前用于标记抗体的荧光素主要有异硫氰酸荧光黄(FITC)、四乙基罗丹明及四甲基异硫氰酸罗丹明等。

二、荧光抗体染色方法

直接法：这是荧光抗体技术最简单和最基本的方法。滴加荧光抗体于待检标本玻片上，经反应和洗涤后在荧光显微镜下观察。标本中如有相应抗原存在，即与荧光抗体特异结合，在镜下可见有荧光的抗原抗体复合物。此法的优点是简单、特异。但其缺点是检查每种抗原均需制备相应的特异性荧光抗体，且敏感性低于间接法。

间接法：先将待测抗体(第一抗体)加在含有已知抗原的标本玻片上作用一定时间，洗去未结合的抗体。再滴加荧光素标记的抗抗体(二抗)。如果第一步中的抗原抗体已发生结合，此时加入的标记抗抗体就和已固定在抗原上的抗体(一抗)分子结合，形成抗原－抗体－标记抗抗体复合物，并显示特异荧光。此法的优点是敏感性高于直接法，而且只需制备一种荧光素标记的抗球蛋白抗体，就可用于检测同种动物的多种抗原抗体系统。但间接法有时易产生非特异性荧光，为其缺点。此法常用于各种自身抗体的检测。

实验四　间接免疫荧光法检测抗核抗体

【原理】

自身免疫性疾病如系统性红斑狼疮(systemic lupus erythematosus，SLE)患者血清中多出现抗细胞核抗体(anti－nuclear antibody，ANA)。由于与抗体结合的抗原没有种属特异性要求，因此常以大白鼠肝细胞核作为抗原基质，加病人待测血清(第一抗体)，再加荧光标记的抗人 IgG 抗体(第二抗体)进行间接免疫荧光实验。若患者血清中有 ANA，ANA 则与肝细胞核抗原结合，再与荧光素标记的抗人 IgG 结合，在荧光显微镜下可见细胞核显示特异荧光，提示血清中 ANA 的存在。

近年来多用 Hep－2 细胞系代替鼠肝切片，这是因为 Hep－2 细胞具有以下特点：①人源性；②细胞核大；③分裂期细胞多；④可大批量培养。但单个细胞不可能替代组织切片，所以鼠组织切片仍继续用于自身抗体的检测。

【器材与试剂】

(1)洗片缸、湿盒、吸管、试管、载玻片、盖玻片、标记笔、镊子、微量加样器等；

（2）荧光显微镜、恒温培养箱；

（3）0.01 mol/L pH7.4 PBS、丙酮固定液、甘油缓冲液（1 份 PBS＋9 份分析纯甘油）；

（4）FITC 标记的羊抗人 IgG 抗体；

（5）新鲜大白鼠或小鼠肝脏；

（6）待检血清、阳性对照血清、阴性对照血清。

【方法】

（1）制备小鼠肝印片：取小鼠肝脏，用生理盐水灌洗后，切成细长条，将切面在载玻片（预先用蜡笔画好直径 0.5 cm 左右的圆圈）上轻轻按压，干燥后用丙酮在 37℃固定 15 分钟。

（2）在肝印片小圈内分别滴加待检血清、阴性对照血清、阳性对照血清以及 PBS（空白对照）各 1 滴，切勿相互混合，置 37℃孵育 30 分钟。

（3）漂洗：孵育完成后将肝印片先用 PBS 轻轻冲洗 1 次，然后置洗片缸内震荡漂洗，5 分钟×3 次。

（4）每孔滴加一滴 FITC 标记的羊抗人 IgG 抗体，置 37℃孵育 30 分钟。

（5）漂洗：方法同前，最后用蒸馏水冲洗 1 次，晾干。

（6）在玻片上滴加缓冲甘油，加盖玻片后在荧光显微镜下观察结果。

【结果】

（1）一般可以观察到以下四种核荧光染色形态（荧光核型）：

1）周边型（peripheral type）又称粗毛型（shaggy type）或膜型（membranous type），是由抗 DNA 抗体所产生的核染色，核周围呈荧光光带，而核中央染色弱或无荧光。

2）均质型（homogenous type）又称弥散型（diffuse type），是由抗核蛋白（抗 DNP）所产生的核染色，整个细胞核呈现均匀一致的荧光染色。

3）斑点型（speckled type）由抗可溶性核蛋白（抗 ENA）所产生的核染色。核轮廓明显，在核的中央部分染色较浓，呈散布、大小不等荧光斑点。

4）核仁型（nucleolar type），比较少见，是由抗 RNA 抗体所产生的核染色，仅核仁着染荧光，呈核内点状荧光染色。

（2）荧光强度分级："－"无荧光；"±"荧光微弱可见，"＋"荧光可见，"＋＋＋"荧光耀眼，"＋＋"介于荧光可见与耀眼之间。

（3）效价：以荧光强度为"＋＋"的最高稀释度为 ANA 的效价（或滴度）。

【注意事项】

（1）核抗原片不宜太厚，否则容易出现非特异性染色。制作肝印片时，肝组织不宜过干,否则印片太厚,但也不宜过湿,以免影响肝细胞的附着。做好的抗原片应置冰箱干燥保存,否则将影响其抗原性。

(2)荧光抗体切勿反复冻融。

(3)滴加的血清或荧光抗体,要充分覆盖抗原片,孵育时不可流失,否则将出现假阴性。

(4)染色后应及时观察,片子不宜久置,尤其是光照下,避光一般室温可放置1小时或4℃4小时。

(5)本试验需设阳性对照、阴性对照和荧光标记物(空白)对照。

(6)结果观察时,应注意与组织非特异荧光鉴别。后者常大小不等、形态不一、边缘不整齐。

【附:荧光显微镜介绍】

荧光显微镜根据其光路不同可分为透射光荧光显微镜和落射光荧光显微镜两大类。荧光显微镜组成成像系统的光具组必须无自发荧光特性。

1. 共同特点

(1)荧光光源:能发射丰富的紫外光和紫兰光。常用高压汞灯、氙灯、卤钨灯等。高压汞灯的光源中以380 nm、449 nm、600 nm波长为主,是较为理想的荧光光源。

(2)滤光片系统:荧光显微镜的滤光片种类主要有:①吸热滤光片,选择性吸收红外光热辐射线,防止损伤光具组;②激发滤光片,选择性吸收长波谱光线而只通过紫外线、紫色、蓝色和绿色光线,从而激发荧光素发出荧光;③阻挡滤光片,选择性吸收短波谱线和红外线而通透较长波可视线,以便观察到荧光并保护眼睛;④色光分离滤光片,只用于落射光荧光显微镜,可将激发光反射到标本上,使标本发出荧光,再将荧光透射到目镜的滤光反射镜。

2. 透射光荧光显微镜原理

激发光束必须通过载物玻片,为了减少激发光线损失,必须使用昂贵的石英载物片和盖玻片。透射光荧光显微镜的光路见图4-1。

3. 落射光荧光显微镜原理

激发光束直接照射在标本上,损失小,荧光效应高。落射光荧光显微镜光路见图4-2。

4. 使用方法

(1)将荧光显微镜置暗室,开启光源,待光源稳定并达到一定亮度(约5~10分钟)后,对准光轴。

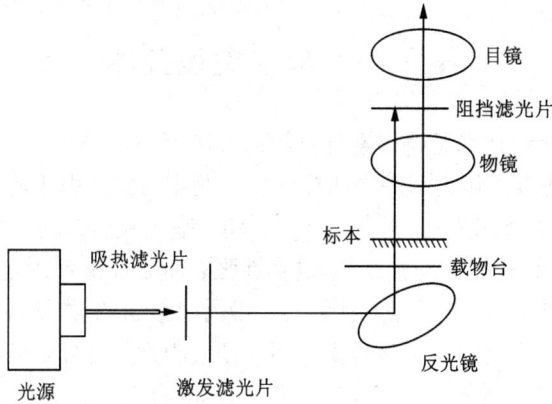

图 4 - 1　透射光荧光显微镜光路图

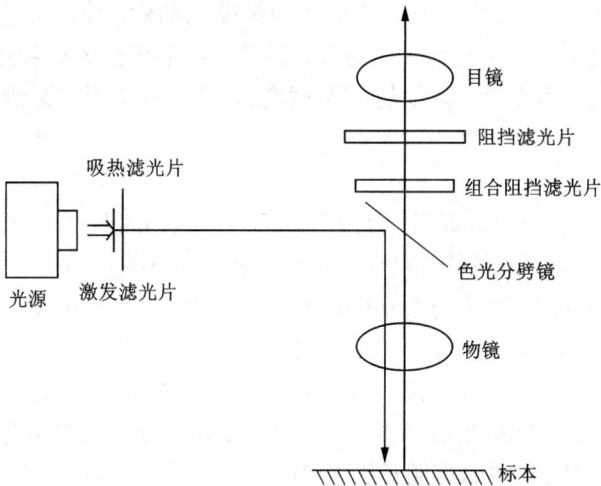

图 4 - 2　落射光荧光显微镜光路图

（2）装好配对的激发滤光片和吸收滤光片后再作观察，操作同显微镜。

5. 注意事项

（1）如用高压汞灯作光源，使用时一经开启不宜中断。断电后需待汞灯冷却后（约 15 分钟）方能再启动。

（2）观察标本时间不宜太长，因标本在高压泵灯下照射超过 3 分钟，即有荧光减弱现象。

第三节　放射免疫技术

放射免疫标记技术是将核素分析的高灵敏度与抗原抗体反应的特异性相结合，以放射性核素作为示踪物的标记免疫测定方法，由于此项技术具有灵敏度高［可检测出纳克（ng）至皮克（pg），甚至毫皮克（fg）的超微量物质］，特异性强（可分辨结构类似的抗原）、重复性强、样品及试剂用量少、测定方法易规范化和自动化等多个优点。因此，在医学及其他生物学科的研究领域和临床实验诊断中广泛应用于各种微量蛋白质、激素、小分子药物及肿瘤标志物等的分析与定量测定。

1. 放射免疫测定

放射免疫测定（Radio immunoassay，RIA）是 1959 年 Yalow 和 Berson 首先创建的经典放射免疫分析技术，用于血清中胰岛素含量的测定。30 多年来，由于此项技术灵敏、特异、并已制成多种标准试剂盒，使用方便，应用范围十分广泛。目前国外已成功地应用 RIA 检测的物质多达 300 余种，国内研究的被测物质也达百余种，试制的 RIA 试剂盒已有 60 余种，是测定各种微量物质不可缺少的手段。

2. 免疫放射测定

1968 年，Miles 和 Hales 应用核素标记的抗胰岛素抗体检测牛血清中胰岛素获得成功，为了区别于经典的放射免疫测定（RIA），他们将其称为免疫放射测定或免疫放射度量分析（IRMA）。由于在反应系统中使用过量的标记抗体，且无竞争性抑制反应，因此抗体与待测抗原达到结合状态的化学平衡，在 2～3 小时即可完成，较少受到抗体亲和常数的限制，即使单克隆抗体的亲和力较低，也能满足实验要求。同时一个抗原分子可以结合多个标记抗体分子，使 IRMA 的灵敏度明显高于 RIA。

IRMA 的基本原理是待测抗原与过量标记抗体的非竞争综合反应，然后加入固相的抗原免疫吸附剂以结合游离的标记抗体，离心除去沉淀，测定上清液中放射性强度，从而推算出检品中抗原含量。

实验五 放射免疫法检测 sIgA

【原理】

RIA 是标记抗原和未标记抗原对有限量抗体的竞争性结合或竞争性抑制反应。在 RIA 反应系统中，标记抗原(Ag^*)、未标记抗原(Ag)和特异性抗体(Ab)三者同时存在，由于两种抗原具有相同的决定簇，互相竞争结合抗体的能力相同，结果形成 $Ag^* - Ab$ 和 $Ag - Ab$ 复合物。

当 Ag^* 和 Ab 的量固定时，二者结合形成免疫复合物就受到未标记 Ag 含量的制约。如反应系统中未标记 Ag 含量高，对 Ab 的竞争结合能力就强，$Ag - Ab$ 复合物的形成量即增加，$Ag^* - Ab$ 复合物则相对减少；反之，当未标记 Ag 含量低，对 Ab 的竞争结合能力弱，$Ag^* - Ab$ 复合物的形成量即增多。因此，$Ag^* - Ab$ 复合物的形成量与未标记 Ag 含量之间呈一定的负相关函数关系。

IgA 是血清中含量仅次于 IgG 的免疫球蛋白，占血清 Ig 总量的 10% ~ 20%。血清中 IgA 主要是单体，占总 IgA 的 85% 左右，称为血清型 IgA。在唾液、泪液、乳汁、鼻和支气管分泌物、胃肠液、尿液、汗液和阴道分泌物等外分泌液中 IgA 主要为二聚体，称为分泌型 IgA(sIgA)。IgA 和 sIgA 有共同抗原性，可用同一种 RIA 方法测定，但分子量不同，需采用各自的标准品。本实验用商品 sIgA RIA 试剂盒测定唾液中 sIgA 的含量。

【器材与试剂】

(1)放射免疫测定仪、恒温水浴箱、离心机。

(2)sIgA RIA 试剂盒，包括：①^{125}I - sIgA 一瓶，使用前稀释成 1×10^5 cpm/mL；②标准品 sIgA 6 瓶，浓度分别为 0、0.25 μg/mL、0.5 μg/mL、1.5 μg/mL 和 10 μg/mL；③抗 sIgA 抗体一瓶；

【方法】

按表 4 - 1 加样：

表 4 - 1 放射免疫法检测 sIgA 步骤

标准品储存浓度(μg/mL)	0	0.25	0.5	1	5	10	标本管
标准品(μL)	0.1	0.1	0.1	0.1	0.1	0.1	—
唾液(μL)	—	—	—	—	—	—	0.1
^{125}I - sIgA(μL)	0.1	0.1	0.1	0.1	0.1	0.1	0.1
抗 sIgA 抗体(μL)	0.1	0.1	0.1	0.1	0.1	0.1	0.1

混匀,10 分钟后 30 00rpm 离心 15 分钟,弃上清检测抗原抗体复合物形成的沉淀物放射活性。

【结果】

以标准品含量 log 值作横坐标,logit B/B_0 作纵坐标,绘制 log – logit 图。

$$\text{logit} B/B_0 = \ln \frac{B/B_0}{1 - B/B_0}$$

B 为标准管计数率(cpm),B_0 为零标准管计数率。

样品 sIgA 浓度可从标准曲线上查得,先求出样品管沉淀物放射活性 B,计算 logit B/B_0,由标准曲线求得相应的 sIgA 浓度。

【注意事项】

注意自我防护及保护环境不受污染。

【临床意义】

(1)sIgA 的量可作为口服疫苗和免疫治疗效果的评价指标。

(2)反映免疫功能,有广泛的临床诊断价值。

第五章　免疫细胞的分离、纯化和鉴定

第一节　免疫细胞的分离、纯化技术

各种免疫细胞分工与协作，共同完成免疫应答及其调控，因此，各种免疫细胞的分离及其功能测定对于了解其在免疫应答中的作用及相互关系有着重要意义。免疫细胞分离的方法有很多，主要是根据细胞的理化性状、功能，以及细胞表面标志等的差异而设计的。黏附分离法、尼龙毛柱分离法、羧基铁分离法等主要根据细胞的物理属性(如黏附)和功能不同，旨在将黏附和非黏附或黏附力较小的细胞分离。有人证实免疫细胞在玻璃或塑料平面上的黏附能力分别为：巨噬细胞或单核细胞 > 树突状细胞和浆细胞 > B 淋巴细胞 > T 淋巴细胞和红细胞。黏附的细胞可通过胰酶洗脱而收集。葡聚糖 - 泛影葡胺密度梯度离心法和 Percoll 不连续密度梯度离心法等是根据细胞的大小及比重的差异进行细胞分离。E 花环沉淀分离技术主要是利用细胞表面标志进行细胞分离。还可利用特异性单克隆抗体结合其他技术分选细胞，如补体细胞毒分离法、洗淘分离法、流式细胞术分离法，以及免疫磁珠法等。一般应根据实验的目的及所需细胞的种类、纯度及数量等要求来确定采用何种分离方法。

实验一　人外周血单个核细胞的分离

外周血单个核细胞(Peripheral blood mononuclear cell，PBMC)的分离是免疫学研究中的一项基本技术。目前国内外分离 PBMC 的常用方法是葡聚糖 - 泛影葡胺密度梯度离心法(Ficoll - Hypaque density gradient centrifugation)。此方法分离 PBMC 纯度可达 95%，淋巴细胞约占 90%，其中 T 淋巴细胞占 80%，B 淋巴细胞占 4% ~ 10%。Ficoll - Hypaque 混合溶液，又称淋巴细胞分离液，在分离人 PBMC 时，要求其比重为 1.077；分离小鼠单个核细胞时比重为 1.080；分离大鼠单个核细胞时比重为 1.084 ~ 1.087；分离马单个核细胞时比重为 1.090。

【原理】

密度梯度离心法是根据血细胞本身比重的差异来分离各种细胞，淋巴细胞分离液是由葡聚糖和泛影葡胺按一定比例混合制成，它的分子量大而无化学活性，22℃时比重为 1.077 左右。通过密度梯度离心，各种血液成分将按密度梯度重新聚集。血浆和血小板由于密度较低，悬浮于分离液的上部；红细胞与粒细胞由于密度较大，沉于分离液的底部；PBMC 密度稍低于分离液，则位于分层液界面上，据此则可获得 PBMC。

【试剂与仪器】

(1)刻度离心管、吸管、试管、毛细吸管、橡皮乳头、载玻片、盖玻片、离心机、白细胞计数板、显微镜等。

(2)pH7.2 Hank's 液(无 Ca^{2+}、Mg^{2+})、肝素、生理盐水、淋巴细胞分离液、2% 台盼蓝染液。

【方法】

(1)分离淋巴细胞：静脉取血 2 mL，加入含肝素溶液(10~50 U/mL 血样本)的试管中，混匀，使血液抗凝，用 pH7.2 Hank's 液将抗凝血稀释 1 倍。吸取 2 mL 淋巴细胞分层液置于刻度离心管中，将离心管倾斜45°角，用毛细滴管将稀释的全血沿管壁缓慢加至分离液上面，应注意保持两者界面清晰。用水平离心机以 2 500 rpm 离心 20 分钟。离心后管内液体分为数层(图 5 - 1)，其中单核细胞层很薄，似白雾状(混浊带)。

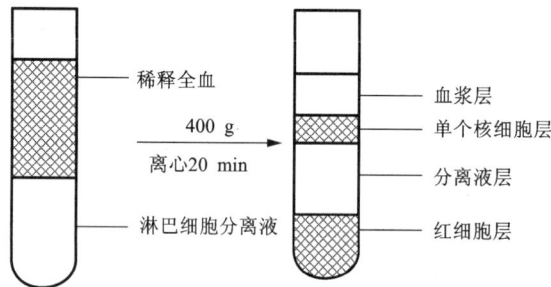

稀释全血
400 g
离心20 min
淋巴细胞分离液

血浆层
单个核细胞层
分离液层
红细胞层

图 5 - 1　离心前后细胞分层情况

(2)吸取单个核细胞：用尖嘴毛细吸管轻轻插到混浊带，沿管壁轻轻吸出此层细胞，移入另一支离心管中。注意既要吸取所有单个核细胞，又要避免吸取过多的分层液或血浆，以免混入其他细胞成分。

（3）洗涤：向吸出的细胞液中加入 Hank's 液洗涤细胞三次，第一次 2 000 rpm 离心 10 分钟；第 2 ~ 3 次 1 500 rpm 离心 10 分钟，可去除大部分混杂的血小板。

（4）细胞计数：用含 10% 小牛血清的 RPMI1640 培基重悬细胞，取少许细胞悬液用血细胞计数板计数，计算出细胞浓度，然后按要求调整细胞浓度。一般每毫升健康成人外周血可分离出 $(1 ~ 2) \times 10^6$ 个 PBMC。

（5）淋巴细胞活率测定：取 0.2 mL 淋巴细胞悬液加 1 滴台盼蓝染色液混合，5 ~ 10 分钟后，取样作湿片高倍镜检，计数 200 个细胞，计算活细胞百分率。

【结果】

活细胞不着色，体积较小，折光性强。死细胞被染成蓝色、体积较大且无光泽。一般活细胞百分率应在 95% 以上。

$$淋巴细胞活率（\%） = \frac{200 - 死淋巴细胞数}{200} \times 100\%$$

【注意事项】

（1）实验所用玻璃器皿应该洁净。

（2）实验中的细胞得率与室温及分层液比重等有关，分层液应避光 4℃ 保存。

（3）在淋巴细胞分层液中加入稀释全血时，不得将血液冲入分离液中，须保持两层液体的清晰界面。

（4）应该使用水平离心机离心，且离心速度、离心时间要准确。

（5）如果制备的单个核细胞悬液用于细胞培养，上述操作过程都要在无菌条件下进行，所用器材、试剂都应为无菌。

（6）若需检测采用此方法获得的 PBMC 中 T/B 淋巴细胞所占百分率，可以采用流式细胞仪术或免疫荧光术进行检测（见相关章节）。

实验二　Percoll 不连续密度梯度沉淀法分离纯化 NK 细胞

【原理】

Percoll 是一种经聚乙烯吡咯烷酮（PVP）处理的硅胶颗粒，是一种新型密度梯度离心分离剂。渗透压很低（<20 mOsm/kg H_2O），黏度也很小，可形成高达 1.3 g/mL 密度，采用预先形成的密度梯度时可在低离心力（200 ~ 1 000

g)下于数分至数十分钟内达到满意的细胞分离结果。由于 Percoll 扩散常数低，所形成的梯度十分稳定。此外，Percoll 不穿透生物膜，对细胞无毒害，因此广泛用于分离细胞、亚细胞成分、细菌及病毒，还可将受损细胞及其碎片与完好的活细胞分离。

【器材与试剂】

(1) Percoll 溶液、8.5% NaCl 或 1.5 mol/L PBS、PBMC、Hank's 液。

(2) 10 mL 试管、注射器、离心机。

【方法】

(1) 用 Ficoll – Hypaque 密度梯度离心法分离外周血 PBMC。

(2) 不同浓度(密度)Percoll 溶液的制备：先用 9 份 Percoll 与 1 份 8.5% NaCl 或 1.5M PBS 混合制成等渗 Percoll 悬液，此悬液被认为是 100% Percoll 悬液，其密度为 1.1294 g/mL，再用生理溶液(0.85% NaCl 或 0.15M PBS)稀释到 50%、47.5%、45%、42.5% 和 40% 五种不同浓度(稀释度与密度线性相关)。

(3) 不连续密度梯度 Percoll 层的制备：取一支 10 mL 试管，先将试管壁用牛血清湿润，除去多余血清，这种预处理可使逐层叠加的 Percoll 液平稳沿管壁流下，使形成满意的界面。用长针头注射器由下向上，从高密度向低密度逐层放置五种不同密度的 Percoll 悬液，每层 Percoll 悬液约 1.2 ~ 1.5 mL。可将 Percoll 液放入注射器中，小针头斜面紧贴管壁，任其自然慢慢流下。

(4) 加样：向试管中缓慢加入从外周血中分离的 PBMC 悬液 1 mL，细胞浓度为 1×10^8 细胞/mL。

(5) 收集细胞：将上述混合液以 2 000 rpm 离心 30 分钟。离心后一般 NK 细胞位于 42.5% 与 45% Percoll 界面，以及上下二层的 Percoll 液中。当所要分离的细胞绝大部分在两层的界面时，可逐层去除 Percoll 液后收集界面部位的细胞；若大部分细胞位于 Percoll 层中，则需要逐层收集。

(6) 洗涤：将含有 Percoll 液的细胞用 Hank's 液洗涤 2 次，每次 1 000 rpm 离心 10 分钟。用细胞培养液重悬细胞，可供培养或检测使用。

【注意事项】

(1) 样品体积和细胞浓度因不同细胞而异，一般加样体积不宜过大，细胞浓度也不可过高，否则会影响细胞的分离和回收。

(2) 由于多层 Percoll 之间密度差别不大，因此离心机加速、降速时要慢、要平稳。

【附】

（1）常用的 Percoll 悬液的密度（表 5 - 1）：

表 5 - 1　Percoll 悬液密度

Percoll 浓度（%）	70	60	50	40	30	20
比重（g/mL）	1.090	1.077	1.067	1.056	1.043	1.031

（2）1.5 mol/L PBS 的配制：

NaCl	10 g
KCl	2.5 g
Na_2HPO_4	14.4 g
KH_2PO_4	2.5 g
加蒸馏水至	1 000 mL

实验三　免疫磁珠法分离淋巴细胞

【原理】

免疫磁珠法分离细胞是基于细胞表面抗原能与连接有磁珠的特异性单克隆抗体相结合，在外加磁场中，通过抗体与磁珠相连的细胞被吸附而滞留在磁场中，无该种表面抗原的细胞由于不能与连接着磁珠的特异性单抗结合而没有磁性，不在磁场中停留，从而使细胞得以分离。

根据免疫磁珠（immune magnetic bead，IMB）的种类，免疫磁珠法分离细胞可分为直接法和间接法。直接法即将特异性抗体与磁珠相连，IMB 可与表达相应膜抗原的细胞结合，在磁性分离器（磁架）作用下，连有磁珠的细胞被吸附在磁架上，从而与其他细胞分离。间接法即将二抗与磁珠相连，磁珠通过二抗与一抗相结合，一抗与细胞表面抗原结合，因此使磁珠与细胞相连，从而在磁场作用下，对细胞进行分离。直接法分离得到的连有磁珠的细胞可直接用于功能实验或流式细胞仪检测。间接法分离得到的连有磁珠的细胞须再培养 2 天，待磁珠从细胞上脱落下来，才能进行功能实验或流式细胞仪检测。近年来，开发了生物素标记的单抗 - 亲和素/链霉亲和素—生物素结合的磁珠实验体系（BAB 法）。利用生物素和亲和素之间的高亲和力及生物放大效应来增强 IMB 与细胞的特异性结合，从而提高细胞分离效率。为了分离后迅速进行分离效果分析,目前有研究者将荧光素(如 FITC)标记亲和素/链霉亲和素,使所分离的细胞在流式细胞仪上立即得到检测,从而省去了免疫荧光染色步骤。

根据磁珠结合的细胞与所要获得的细胞的关系,免疫磁珠法分离细胞可分为正选法和负选法。正选法即磁珠结合的细胞即是所要分离获得的细胞,负选法即磁珠结合不需要的细胞,游离于上清液的细胞为所需细胞。还有一种基于负选法的高效分离方法,即在实验体系中加入连接有磁珠的多种单抗,通过磁性分离器后,则所有不需要的细胞被吸附在磁架上,未被吸附的细胞为目的细胞。这种方法可一次去除多种细胞,又称鸡尾酒法。

免疫磁珠法分离细胞是一种 20 世纪 90 年代初兴起的新型细胞分离技术,所获细胞纯度高(93% ~99%),获率可达 90%,活细胞率大于 95%,且操作简单,不需使用离心沉淀分离技术,省时且费用较低。

以下介绍免疫磁珠间接法分离淋巴细胞(正选法)。

【试剂与器材】

连接有磁珠的二抗、一抗、PBS + 0.2% 牛血清白蛋白(bovine serum albumin,BSA)、PBS + 1.2% BSA、PBS + 30% 胎牛血清(fetal calf serum,FCS)、磁性分离器、玻璃管等。

【方法】

(1)取适量磁珠悬液,用 20 倍体积的 PBS + 0.2% BSA 溶液重悬后,置磁性分离器上 5 分钟。(磁珠与单个核细胞或全血的比例为:0.5 mg 磁珠:1 ×10^7 个单个核细胞或 1 mL 全血)

(2)吸去上清液,以去除在储存过程中从磁珠上脱落的二抗。用 100 μL PBS + 0.2% BSA 溶液重悬磁珠。加入一抗(一抗与磁珠的比例为:5 μg 一抗:1 mg 磁珠),置室温 15 分钟,中间轻微晃动 2 次。再置磁性分离器上 5 分钟。

(3)加入 2 mL PBS + 1.2% BSA 溶液,再置磁性分离器上 5 分钟。吸去上清,以去除未与二抗结合的一抗。重复操作 1 次。用 100 μL PBS + 0.2% BSA 溶液重悬磁珠。

(4)用 PBS + 30% FCS 调整待分离细胞的浓度为 1 × 10^7 细胞/mL,将细胞加入磁珠悬液中,置室温 10 分钟,中间轻微晃动 1 次。然后置磁性分离器上 10 分钟。吸去上清液。

(5)用完全培养基重悬磁珠结合的细胞后直接进行培养。

【注意事项】

（1）若采用负选法分离细胞，磁珠与细胞比例为：1 mg 磁珠/1×10^7 单个核细胞或 1 mL 全血。

（2）待分离的细胞悬液应尽量为单细胞悬液，避免细胞黏附成团，以免影响分离效果。

实验四　淋巴组织中淋巴细胞的分离

【原理】

选用特定孔径的钢丝网（仅能使单个细胞通过），在钢丝网上轻轻挤压组织，收集通过钢丝网的细胞，对所收集的细胞进行洗涤和进一步纯化即可获得组织中的淋巴细胞。

【器材与试剂】

淋巴组织、无 Ca^{2+}、Mg^{2+} 的 Hank's 液、钢丝网、剪刀、无菌注射器芯、平皿、离心机等。

【方法一】

将动物（小白鼠、大白鼠、家兔等）放血处死，取脾、胸腺或淋巴结，用剪刀剔除结缔组织和脂肪后，将组织置于装有 Hank's 液的平皿内，用无菌注射器芯将组织轻轻挤压通过 60 – 100 目（孔径为 0.28 ~ 0.154 nm）的钢丝网，吸取 Hank's 液冲洗钢丝网。将细胞悬液再依次通过 150 目（孔径为 0.1 nm）和 600 目（0.02 nm）钢丝网。收集富含细胞的 Hank's 液于试管中，2 000rpm 离心 5 分钟。低渗处理红细胞，再用 Hank's 液洗涤 2 次，每次 1 000 rpm 离心 10 分钟。弃上清，用完全培养基重悬细胞备用。

去除红细胞有两种方法：

（1）低渗裂解法：加 1 mL 蒸馏水于所收集的细胞沉淀中，轻轻振摇 20 s（不超过 1 分钟），待细胞裂解后，立即加入 1.8% 氯化钠溶液 1 mL 调至等渗状态。经洗涤即可去除红细胞。

（2）氯化铵处理法：在所收集的细胞沉淀中加 0.83% 氯化铵溶液 1 mL，轻轻振摇 2 分钟。经洗涤即可去除红细胞。

【方法二】

（1）在无菌平皿内装入 Hank's 液（注意 Hank's 液要覆盖整个平皿底部），用剪刀剔除结缔组织和脂肪后，用无菌注射器芯将组织轻轻挤压通过 200 目的钢丝网，吸取 Hank's 液冲洗钢丝网。

（2）将平皿中的细胞悬液转移至尖底试管中，加入 5 倍体积的 Hank's 液，0℃~4℃冰浴中放置 5 分钟。

（3）将上层细胞悬液转移到另一试管中，注意不要吸出已沉淀的组织和细胞碎片。

（4）在细胞悬液中加 Hank's 液至 10 mL，1 000 rpm 离心 10 分钟。弃上清液，用 Hank's 液重复洗涤 2 次。弃上清液，用完全培养基重悬细胞备用。

【注意事项】

（1）操作过程中，细胞均置于 0℃~4℃冰浴中。

（2）分离淋巴结的淋巴细胞时，红细胞极少，可不低渗处理红细胞。

（3）因胸腺对很多因素十分敏感，故洗涤时用含 0.5% 明胶的 Hank's 液。制备人胸腺细胞悬液时可将过网后的细胞悬液再通过密度梯度离心法来获取 PBMC，PBMC 中的胸腺上皮细胞、树突状细胞、巨噬细胞等可通过黏附法或其他方法去除。

实验五　尼龙毛分离 T 淋巴细胞、B 淋巴细胞

PBMC 分离所得细胞悬液中除 T 淋巴细胞、B 淋巴细胞外，还混有单核细胞。为获得高纯度的淋巴细胞，可将 PBMC 细胞悬液通过尼龙毛柱而得较纯的 T 淋巴细胞或 B 淋巴细胞。

【原理】

尼龙纤维（nylon wool）即聚酰胺纤维。单个核细胞中的单核细胞和 B 细胞具有黏附于尼龙纤维表面的特性。而 T 细胞则无此特性。因此，可将 PBMC 细胞悬液通过尼龙毛柱而分离 T 细胞和 B 细胞以及单核细胞。

【试剂与器材】

尼龙纤维、聚乙烯管（长 12~14 cm，直径 5~6 mm）或用注射器针筒代替、Hank's 液、0.2 mol/L HCl 等。

【方法】

（1）尼龙纤维柱的制备：将尼龙纤维浸泡在 0.2 mol/L HCl 中，24 小时后用蒸馏水反复漂洗。37℃温箱烘干备用。

（2）称取漂洗后的尼龙纤维 100 mg，均匀撕散，浸于盛有 Hank's 液的平皿中，充分浸透。

（3）用烘热的止血钳钳压聚乙烯管的一端出口，使成 60°角封口。

（4）用小镊子将处理好的尼龙纤维均匀装入聚乙烯管中，充入 Hank's

液，不留气泡，柱高 6 cm。装好的柱可 4℃或 -20℃冷冻保存。

（5）取出尼龙纤维柱，剪去封口的尖端，使成 2 mm 孔径的小口，用 37℃预温的 Hank's 液洗柱，流速约为 2 mL/8 ~ 10 秒，再用 37℃预温的含 5% 小牛血清的 RPMI1640 培养基 5 mL 洗柱 1 次。

（6）加 0.5 mL 淋巴细胞悬液于尼龙纤维柱上，待细胞完全进入柱内，将柱平放，再加 0.2 mL 预温的 RPMI1640 培养基于尼龙纤维柱上，以防干涸，37℃孵育 45 分钟。

（7）取出尼龙纤维柱，直立于试管上，用 10 mL 预温至 37℃的 RPMI1640 培养基洗柱，收集洗下的悬液即 T 细胞。再用 10 mL 洗出柱上残留的 T 细胞。

（8）手捏住下端斜口处，用 10 mL 冷 RPMI1640 培养基分次加入尼龙纤维柱中，以手指上下挤压聚乙烯管，使黏附在尼龙纤维柱上的 B 细胞和单核细胞洗脱，收集洗脱液即为 B 细胞和单核细胞。

【注意事项】

本方法所得 T 淋巴细胞纯度可达 90%，B 淋巴细胞纯度可达 80%。但尼龙纤维柱可能选择性滞留某些亚群的 T 细胞。

第二节　淋巴细胞亚群的检测

实验六　E 花环实验

【原理】

人 T 细胞表面表达绵羊红细胞（SRBC）受体，亦称为 E 受体，或 CD2，在体外一定条件下，能与 SRBC 结合形成花环，称为 E 花环。T 细胞中有部分细胞与 SRBC 亲和力强，在室温中只需数分钟即可形成花环，这种红细胞花环又称为活性 E 花环（Ea）。另一部分 T 细胞则与 SRBC 亲和力较弱，需在 4℃放置 1 小时以上才形成花环，这种红细胞花环又称为总 E 花环（Et）。Et 代表 T 细胞总数，Ea 代表细胞免疫中最先出现效应功能的 T 淋巴细胞亚群，能敏感的反映机体的细胞免疫功能状态。

【试剂与器材】

（1）新鲜绵羊抗凝血、人静脉血（肝素抗凝）、pH7.2 Hank's、8% 戊二醛、1% 甲紫。

（2）离心管、毛细滴管、离心机、血球计数板、水浴箱、冰箱、显微镜。

【方法】

（1）外周血单个核细胞的分离（参见本章实验一）。

（2）Ea 花环的形成：

1）取 100 μL PBMC 悬液于一干净小试管，再加入 100 μL SRBC（浓度为 6×10^7 个/mL）（L∶SRBC = 1∶20），轻轻混匀。37℃水浴 5 分钟。

2）1 000 rpm 离心 5 分钟，然后轻轻旋转试管摇起细胞。

3）加 0.8% 戊二醛 100 μL，置 4℃冰箱固定 10 分钟。

4）加 2 滴 1% 甲紫液染色 1~2 分钟。

5）取 1~2 滴悬液滴于载玻片上，盖上盖玻片，在高倍镜下观察花环的形成，计数 200 个淋巴细胞中形成花环的淋巴细胞数。

【结果】

显微镜下可见淋巴细胞染成蓝色，SRBC 为红色（不染色）。凡吸附 3 个以上 SRBC 的淋巴细胞，即为 Ea 花环形成细胞。根据以下公式计算 Ea 花环形成细胞的百分率。

$$Ea \text{ 花环形成细胞的百分率} = \frac{E \text{ 花环形成细胞数}}{200} \times 100\%$$

正常人参考值为（34.8 ± 6）%。

【注意事项】

（1）若为 Et 花环形成实验，则 SRBC 与淋巴细胞之比不低于 80∶1，以 100∶1 为宜。SRBC 与淋巴细胞混匀后置 37℃水浴 10 分钟，1 000 rpm 离心 5 分钟，再置 4℃冰箱 2 小时。Et 花环形成率正常值为（65.0 ± 5.4）%。

（2）小牛血清可增加 E 花环形成率，因此可在分离出 PBMC 后配制 PBMC 悬液时加入 20% 小牛血清。

（3）SRBC 与 T 淋巴细胞间连接不稳定，易受机械振摇而解离，故应用最温和的方法使已形成的花环沉淀细胞悬浮。

（4）SRBC 需新鲜，在 Alserver 液中保存不得超过 2 周，以 1 周为好。

（5）只有活的 T 淋巴细胞才能与 SRBC 形成 E 花环，因此标本采取后要及时测定，放置时间不得超过 3~4 小时。

（6）室温太高可使 E 花环形成率下降，故反应以 4℃~24℃ 为宜。

实验七　流式细胞术分离 T 细胞亚群

【原理】

根据待分离的免疫细胞膜表面抗原的不同，采用相应的荧光标记抗体。分离前，首先将待分离细胞制成单细胞悬液，经相应的荧光标记抗体染色后，进入流式细胞仪。此细胞仪以激光为光源，通过高速流动系统将样品中的细胞排列成行，一个一个地从流动室喷嘴处流出，形成细胞液柱。液柱与高速聚焦的激光束垂直相交，细胞受到激光激发后产生散射光并发射荧光，由光电倍增管接收光信号并转化成脉冲信号，数据经电脑处理，分辨出细胞的类型，并对各类型分别计数和统计。同时，细胞根据其表面的电荷使液滴瞬间感应相应的带电性，然后在电场的偏转作用下进入不同的收集管，从而将各种免疫细胞分离。

用流式细胞分选仪(fluorescence – activated cell sorter，FACS)分离细胞准确快速，分选纯度高(为 99%)，不损伤细胞活性，可在无菌条件下进行，并可直接统计出各类细胞的相对含量。

【试剂与器材】

(1)鼠抗人 CD3、CD4、CD8 单克隆抗体。

(2)FITC 标记的羊抗鼠 IgG。

(3)正常小鼠 IgG。

(4)细胞洗涤液(NaCl 8.47 g，K_2HPO_4 4.11 g，KH_2PO_4 1.36 g，NaN_3 0.1 g，小牛血清 20 mL，加蒸馏水至 1 000 mL)。

(5)红细胞裂解液($KHCO_3$ 1.0 g，NH_4Cl 8.3 g，EDTA 37 mg，加蒸馏水至 100 mL)。

(6)固定液(25% 戊二醛 3.2 mL，葡萄糖 2.0 g，加无血清上述细胞洗涤液至 100 mL)。

(7)肝素抗凝血。

(8)离心机、流式细胞分选仪等。

【方法】

(1)取肝素抗凝血 0.4 mL，分别加入 4 支小试管中(其中 3 支为待测管，1 支为对照管)各 0.1 mL。在各待测管中分别加入 0.1 mL 鼠抗人 CD3、CD4、CD8 的单克隆抗体(1∶1 000 稀释)，在对照管中加入 0.1 mL 正常小鼠 IgG，30℃孵育 45 分钟。

(2)加入细胞洗涤液 3 mL，1 000 rpm，离心 2 分钟。以洗去未结合的抗体，重复洗 2 次。

(3)摇匀管底沉淀细胞。加入 0.1 mL FITC 标记的羊抗鼠 IgG，30℃孵育 45 分钟。

(4)加入红细胞裂解液 3 mL，当红细胞悬液变为透明溶液时，立即以 1 000 rpm 离心 2 分钟。

(5)弃血红蛋白上清液，用细胞洗涤液离心洗涤 2 次，每次 1 000 rpm 离心 2 分钟。

(6)恢复体积至 0.5 mL，加入固定液 20 μL。

(7)用 FACS 检测。

【结果】

FACS 的检测指标经计算机自动计算出染色阳性细胞的百分率，并且将不同阳性细胞收集到不同试管进行分离。

第六章　淋巴细胞功能检测

人的淋巴细胞分为 T 细胞、B 细胞和 NK 细胞，在此基础上再分若干亚群，各有其特异的表面标志和功能，据此建立了许多检测相应功能的方法。临床上各种类型的免疫缺陷征、自身免疫病以及肿瘤等均可出现不同亚群淋巴细胞数量和功能的变化。因此计数外周血和组织内淋巴细胞及其亚群的数目或比例，以及它们所显示的功能强弱，可判断机体的免疫水平，为认识疾病，探讨其发病机制、观察病情、判断预后、考核疗效以及疾病防治等方面提供极为有用的数据。

一、T 淋巴细胞功能检测

T 淋巴细胞受到有丝分裂原(如 PHA、ConA)或特异性抗原刺激后，可转化为淋巴母细胞，产生一系列形态学变化，包括：细胞变大、胞浆增多、核仁明显、核染色质疏松等，被称为淋巴细胞转化现象。淋巴细胞转化率的高低，可以反映机体的细胞免疫水平。因此，淋巴细胞转化实验可作为测定机体免疫功能的指标之一。淋巴细胞转化实验的观察方法有形态学方法、^{3}H – 胸腺嘧啶核苷(^{3}H – TdR)掺入法及 MTT 比色法三种。

实验一　T 淋巴细胞转化实验形态学检测法

【原理】

T 淋巴细胞转化试验(T lymphocyte transformation test，LTT)原理是 T 淋巴细胞在体外培养时，经过非特异性有丝分裂原如植物血凝素(PHA)、刀豆素 A(ConA)或特异性抗原刺激后，可转化为代谢旺盛、蛋白质和核酸合成增加、细胞体积增大并能进行分裂的淋巴母细胞，因此淋巴细胞产生一系列形态变化：细胞变大、细胞浆增多而深染、出现空泡、核仁明显、核染色质疏松等，部分细胞可出现有丝分裂。通过计算淋巴母细胞的转化率，评估机体的细胞免疫功能。

【试剂与仪器】

(1)RPMI1640 培养液,用前加入 10% 小牛血清、青霉素 1 万 U/mL、链霉素 1 万 U/mL。

(2)用 RPMI1640 培养液为基础配制 150 μg/mL 的 PHA。

(3)吉姆萨染液。

(4)灭菌器材:注射器及针头、吸管、培养瓶、试管、毛细滴管等。

(5)固定液:甲醇与冰醋酸按 9:1 混合。

(6)二氧化碳孵育箱、水平式离心机、计数器、显微镜等。

【方法】

(1)取无菌肝素抗凝人血 0.2 mL,加入 1.8 mL RPMI1640 培养液,同时加入 PHA(150 μg/mL)0.2 mL,对照管不加 PHA,将细胞置 37℃、5% 二氧化碳孵育箱培养 72 小时,每天摇动 1 次,使细胞充分混匀。

(2)培养后摇匀细胞,用毛细吸管吸入刻度离心管内,1500 rpm 离心 10 分钟。

(3)弃上清液,余 50 μL,用毛细吸管将管内细胞打匀,取 1 滴于洁净载玻片上,推片,迅速吹干,固定。

(4)吉姆萨染色 20 分钟,水洗,干燥。

(5)油镜下计数 200 个淋巴细胞,记录转化和未转化的淋巴细胞数,计算转化率。

【结果】

(1)淋巴母细胞的形态学标准:根据细胞大小、核与胞浆的比例、胞浆的染色性、核结构和核仁的有无等特征进行判断。各类型淋巴细胞的特征如下:①成熟的小淋巴细胞:与未经培养的小淋巴细胞大小相同,直径为 6 ~ 8 μm,核染色致密,无核仁,核与胞浆比例大,胞浆染色为轻度嗜碱性。②过渡型淋巴细胞:比小淋巴细胞大,直径约 10 ~ 20 μm,核染色致密,但出现核仁,这是与成熟小淋巴细胞的鉴别要点。③淋巴母细胞:细胞体积增大,直径约 20 ~ 30 μm,形态不整齐,常有小突出,核变大,核质染色疏松,有 1 ~ 2 个核仁,胞浆变宽,常出现胞浆空泡。④其他细胞:如中性粒细胞在培养 72 小时后,绝大部分衰变或死亡呈碎片。

(2)淋巴细胞转化率的计算公式:

$$淋巴细胞转化百分率(\%) = \frac{已转化的淋巴细胞}{已转化的淋巴细胞 + 未转化的淋巴细胞} \times 100\%$$

转化的淋巴细胞包括淋巴母细胞和过渡型淋巴细胞,未转化的淋巴细胞指的是成熟的小淋巴细胞。

（3）人淋巴细胞转化百分率的正常参考值为：50%～70%。

【注意事项】

（1）细胞培养液 pH 应保持在 7.4～7.6，过酸过碱均不利于细胞生长，小牛血清用前需灭活。

（2）PHA 的剂量过大对细胞有毒性，太小不足以刺激淋巴细胞转化，实验前应先测定 PHA 转化反应最适剂量。

（3）细胞计数时胞浆部分破碎，甚至有时仅存细胞核（裸核）的这类衰老母细胞不作计数。

（4）实验中要严格无菌操作，防止污染。

（5）玻片要洁净，无油脂。

【临床意义】

T 淋巴细胞转化率可反映人体细胞免疫功能水平，常被作为细胞免疫功能检测指标之一。

实验二　T 淋巴细胞转化实验 ^{3}H－TdR 掺入法

【原理】

T 淋巴细胞在 PHA 或特异性抗原刺激下发生有丝分裂，转化为淋巴母细胞，表现为细胞 DNA 合成增加。若在细胞培养液中加入氚标记的胸腺嘧啶核苷（^{3}H－Thymidine riboside，^{3}H－TdR），则 ^{3}H－TdR 将掺入新合成的 DNA 中，检测细胞内掺入的核素的量，即可判断淋巴细胞的转化程度。

【试剂与仪器】

（1）RPMI1640 培养液、小牛血清、β－巯基乙醇、青霉素、链霉素、Hank's 液、PHA。

（2）^{3}H－TdR：用生理盐水将 1 mCi/mL 的 ^{3}H－TdR 溶液稀释成 100 μCi/mL，4℃保存，临用前用细胞培养基将 100 μCi/mL ^{3}H－TdR 稀释 10 倍，使终浓度为 10 μCi/mL。

（3）闪烁液：2,5－二苯基恶唑（PPO）5.0 g、1,4－双（5－苯基恶唑基－2）苯（POPOP）0.3 g、无水乙醇 200 mL 和甲苯 800 mL，混匀即可。

（4）5% 三氯醋酸、无水乙醇。

（5）96 孔细胞培养板、二氧化碳培养箱、多头细胞收集器、液体闪烁仪、49 号纤维滤纸、离心管、吸管、超净工作台等。

【方法】

(1)肝素抗凝人外周血 2 mL 加 Hank's 液 4 mL,混匀后缓慢加入含有 2 mL 淋巴细胞分离液面上,2 000 rpm 离心 20 分钟,吸出混浊带(含 PBMC)加入含 5 mL 的 Hank's 液试管中混匀,1 000 rpm 离心 10 分钟,弃上清液,重复洗 2 次,再用 RPMI1640 培养液调细胞浓度至 $1 \times 10^6/mL$。

(2)取上述细胞悬液加入到 96 孔培养板中,100 μL/孔,每个样品加 6 孔,其中 3 孔为实验组,每孔加 100 μL PHA(10 μg/mL),另 3 孔为对照组,每孔加 100 μL RPMI1640 培养液。

(3)置 37℃、5% 二氧化碳孵育 48 小时,每孔加 10 μCi/mL ^3H – TdR 20 μL,继续培养 24 小时。

(4)用细胞收集器将每孔培养物分别吸收于滤纸上。

(5)将滤纸片吹干,分别将纸片浸入含 2 mL 闪烁液瓶中,并做好编号标记。

(6)置液体闪烁仪中测定每个样品的每分钟脉冲数(counts per minute,cpm)。

【结果】

(1)根据测得的 cpm 值(取每份标本三个复孔的均值)按公式换算成 Δcpm、刺激指数(SI)或相对转化指数(RPI)。计算公式为:

$$\Delta cpm = 实验组\ cpm - 对照组\ cpm$$

$$刺激指数(SI) = \frac{实验组\ cpm}{对照组(未刺激)cpm}$$

$$相对转化指数(RPI) = \frac{实验标本\ cpm}{3\ 个以上正常标本的平均\ \Delta cpm}$$

(2)SI 值随对照组的变化而变化,与 Δcpm 和 RPI 相关性较差;而 RPI 值优于 SI 值,代表待测标本与正常群体的比值。用这种方法计算,要收集至少 10 个正常人的大量淋巴细胞,分装、低温保存,每次取出其中三份正常细胞作为对照。若需动态观察病情,可每次都取同样三份正常细胞作对照,以避免实验误差。对照细胞所测得的正常人 RPI 在 0.65 ~ 1.8 之间,而 90% 以上落在 0.75 ~ 1.65 之间。

【注意事项】

(7)^3H – TdR 加入的时间:在细胞分裂周期中只有 S 期合成 DNA,故需要在 S 期加入 ^3H – TdR。若加入过早,^3H – TdR 不但不能被细胞摄取,反而被降解为胸腺嘧啶,不能作为合成 DNA 的原料。一般在细胞培养终止前 6

小时或 16 小时加入 ^3H-TdR，其掺入量才高。

(8)^3H-TdR 需准确加样，精细操作，严格控制实验条件。

(9)要充分冲洗抽滤以去除未掺入的 ^3H-TdR。

(10)闪烁液一般可重复使用 3~5 次，重复使用前先测本底，若大于 250 cpm 则不能再用。

(11)平行样品的孔间误差应≤20%，否则实验数据不可信。

【临床意义】

(1)评价和监控先天性免疫缺陷病。

(2)评价免疫抑制或免疫增强的治疗效果。

(3)检测机体对各种抗原、变应原或病原体的致敏情况。

实验三 T 淋巴细胞转化实验 MTT 比色法

【原理】

MTT［3-(4,5-dimethyl-2-thiazolyl)-2,5-diphenyltetrazoliumbromide］是黄色可溶性物质，细胞活化增殖时，线粒体能量代谢活跃，能将黄色的 MTT 代谢形成蓝紫色的甲瓒(fomazan)，沉积于细胞内或细胞周围，所形成甲瓒的量与细胞活化增殖程度成正比。甲瓒经异丙醇溶解后呈紫蓝色，根据颜色深浅即可知甲瓒的含量，并反映细胞活化增殖情况。

【试剂与仪器】

(1)RPMI1640 培养液、小牛血清、β-巯基乙醇、青霉素、链霉素、刀豆蛋白 A(ConA)、Hank's 液、pH 7.2~7.4 的 PBS 缓冲液。

(2)5 mg/mL MTT 用 0.01 mol/L、pH 7.4 的 PBS 缓冲液临用时配制，溶解后用 0.22 μm 滤膜过滤除菌，4℃避光保存。

(3)0.04 mol/L 盐酸-异丙醇，临用时配制。

(4)酶标仪、24 孔细胞培养板、96 孔细胞培养板、200 目筛网、手术器械、二氧化碳培养箱、培养瓶、离心管、吸管等。

【方法】

(1)无菌取脾，置于盛有 10 mL 无菌 Hank's 液的无菌平皿中，用注射器芯将脾磨碎，制成单细胞悬液。经 200 目筛网过滤，用 Hank's 液洗筛网 2 次，收集细胞悬液，1 000 rpm 离心 5 分钟重复 1 次，再用 RPMI1640 培养液调细胞浓度至 5×10^6/mL。

(2)将上述脾细胞悬液加入 24 孔培养板中，实验孔和对照孔均加

0.5 mL。再在实验孔中加 30 μg/mL 的 ConA 0.5 mL，对照孔加完全培养基 0.5 mL，混匀后置 37℃、5% 二氧化碳孵育 72 小时。

（3）培养结束前 4 小时，每孔轻轻吸弃上清液 700 μL，加入 700 μL 不含小牛血清的 1640 培养液，同时加入 5 mg/mL 的 MTT 50 μL/孔，混匀后继续培养 4 小时，最后每孔加 1 mL 的盐酸 – 异丙醇，吹打混匀，使紫色结晶完全溶解，分装到 96 孔培养板中，每个孔做 3 个平行孔，置酶标仪（波长分别为 570 nm 和 630 nm）测定 OD 值。

【结果】

以刺激指数（SI）判断淋巴细胞转化程度，其计算方法是：

$$刺激指数（SI）= \frac{实验组\ OD_{570} - 实验组\ OD_{630}}{对照组\ OD_{570} - 对照组\ OD_{630}}$$

【注意事项】

（1）加入盐酸 – 异丙醇后 1 小时内测定 OD 值，若 1 小时内不能测定，可将未加盐酸异丙醇的培养板置 4℃保存，测定前取出，室温放置数分钟后加盐酸 – 异丙醇，测定 OD 值。

（2）ConA 的浓度很重要，浓度过低不能刺激足够的细胞增殖，浓度过高则抑制细胞增殖，不同批号的 ConA 在实验前要进行预实验，以确定最佳实验浓度。

（3）实验过程注意无菌操作。

【临床意义】

（1）器官移植中组织相容性抗原配型。

（2）检测血清中的增强或抑制因子，同时还可以检测淋巴因子的作用。

二、B 淋巴细胞功能检测

B 淋巴细胞的特征性表面标志是膜免疫球蛋白，即 B 细胞受体（BCR），经抗原或多克隆刺激剂、如有丝分裂原的诱导下分化为浆细胞，产生抗体，介导体液免疫。目前多采用检测多克隆抗体的产生来测定 B 细胞产生和分泌抗体的能力。

实验四　B 细胞膜表面免疫球蛋白(SmIg)测定

【原理】

　　膜表面免疫球蛋白(surface membrane Ig, SmIg)是人类 B 淋巴细胞表面的特异标志之一,能与相应的抗人 Ig 的特异性抗体结合,故可用荧光素标记抗人全 Ig 抗血清检测 SmIg,用免疫荧光方法测定 B 细胞。由于 B 细胞在分化过程中的每个阶段均具有 SmIg 的标志,故该方法可检测出全部 B 淋巴细胞。每一个 B 淋巴细胞表面可携带不同类型 Ig,包括膜 IgM、IgD、IgG、IgA 或 IgE,如分别用荧光标记的抗不同类别的抗人 Ig 血清染色,则可鉴别带不同类型 Ig 的 B 淋巴细胞。在荧光显微镜下观察,凡与荧光标记抗体结合的细胞的胞膜呈现荧光,此即 SmIg 阳性细胞。同时在普通光源下,计数该视野的淋巴细胞总数,根据发荧光和不发荧光的淋巴细胞数,可计算获得 SmIg 阳性细胞或各类型 SmIg 细胞的百分率。

【试剂与仪器】

　　(1)肝素抗凝血 2 mL。

　　(2)聚蔗糖 – 泛影葡胺淋巴细胞分离液。

　　(3)FITC 荧光素标记的羊抗人 Ig, 20 μg/mL Hoechst 33258。

　　(4)Hank's 液(含 5% 小牛血清)。

　　(5)PBS、灭活的小牛血清、甲醇、缓冲甘油封片剂。

　　(6)水浴箱、荧光显微镜(应为落射光装置)。

【方法】

　　(1)用密度梯度离心法分离淋巴细胞。调整细胞浓度为$(2 \sim 4) \times 10^5$/mL。

　　(2)用温(37℃)磷酸盐缓冲液洗涤淋巴细胞至少 3 次,置 37℃水浴温育 1 ~ 1.5 小时,以除去吸附的血清免疫球蛋白。

　　(3)取 0.1 mL 细胞悬液加入用 PBS 稀释(1:4)的荧光抗血清(含 0.02% NaN_3),冰浴 20 ~ 30 分钟。

　　(4)滴加 Hoechst33258 染液 3 滴,室温避光染色 10 分钟。

　　(5)用含 0.02% NaN_3 的 PBS 洗涤 3 次。最后一次留少量 PBS 轻轻摇匀。

　　(6)加 1 滴灭活的小牛血清,混匀后涂片,自然干燥。

　　(7)用甲醇固定 10 s 后,用 PBS 冲洗 1 次。

　　(8)加 1 滴缓冲甘油封片剂,在荧光显微镜下观察结果。

【结果】

暗视野下，细胞核呈蓝色荧光；SmIg 阳性细胞表面呈串珠状、点状、片状或集中一端的帽状绿色荧光。计数时先计算一个视野内的荧光阳性细胞，再切换激发光，计数同一视野内淋巴细胞总数（即发荧光的细胞核总数），如此计算 200 个淋巴细胞，按照公式计算 SmIg 阳性细胞的百分率。

$$B 淋巴细胞百分率(\%) = \frac{SmIg \, 阳性细胞数}{200} \times 100\%$$

参考值：通常人外周血 SmIg 阳性细胞为 8%～15%，骨髓为 60%，胸导管为 18%，淋巴结 20.7%～25%，脾 24%～35%，扁桃体为 42.4%。

【注意事项】

（1）荧光抗体应使用特异性强、效价高、亲和力强的抗血清。所用种类有抗人 IgG、抗人 IgM 或抗 γ 球蛋白的抗体，也可用抗 IgG 和抗 IgM 荧光抗体等量混合。

（2）为防止表面 Ig 游动、脱落，实验中应保持低温。同时，荧光染色后的细胞应在短时间内固定检测，如超过半天则计数结果显著下降。

（3）镜检时必须用油镜计数，仔细区别淋巴细胞、中性粒细胞、单核细胞。

（4）CD19、CD20、CD21、CD40 等都是 B 细胞的表面标志，因此可以采用这些表面标志的相应的单克隆抗体结合 FACS 或荧光显微镜技术检测 B 细胞。

实验五　B 淋巴细胞溶血空斑试验

【原理】

溶血空斑试验又叫空斑形成细胞实验（plaque forming cell assay，PFC）是体外检测 B 淋巴细胞产生抗体功能的一种方法。其原理是将绵羊红细胞（SRBC）免疫家兔或小鼠，使形成产生抗 SRBC 抗体的多克隆 B 细胞，取家兔淋巴结或小鼠脾脏制成细胞悬液，与高浓度的 SRBC 混合后加入琼脂凝胶中，其中每个释放溶血性抗体的 B 细胞可致敏其周围的 SRBC，在补体参与下，抗体形成细胞周围的 SRBC 溶解，在细胞周围形成一个肉眼可见的空斑。一个空斑代表一个抗体形成细胞，空斑的数量反应机体的体液免疫功能。此方法可以作为体液免疫状态的指标，常用于观察调节免疫的药物的作用机理研究，特别适用于免疫学基本理论的研究。

【试剂与仪器】

(1)动物：小鼠(以纯系小鼠为好)。

(2)pH 7.2 Hank's 液。

(3)10% 小牛血清 – Hank's 液(小牛血清 56℃ 30 分钟灭活)。

(4)5% ~ 10% SRBC(Hank's 液配制)。

(5)脾脏细胞悬液 (107 mL)。

(6)刻度离心管、吸管、试管、毛细吸管、平皿、锥形瓶、注射器等。

(7)37℃恒温箱、显微镜、离心机。

【方法】

(1)10% 小牛血清 – Hank's 液制备：取 2 份小牛血清加 1 份洗涤了 3 次的压积 SRBC 混合后，置 37℃温箱 30 分钟，中间吹打 2 次，2 000 rpm 离心 10 分钟，吸出血清置 56℃水浴 30 分钟灭活，再以 Hank's 液配成 10% 小牛血清 – Hank's 液。

(2)补体的制备：用心脏采血法采集 3 只以上豚鼠的血液，将析出的血清混合。应用前以 Hank's 液配成 1 : 10 的浓度。

(3)脾脏细胞悬液的制备：每只小鼠经腹腔注射 5% 或 10% SRBC 0.4 mL，免疫后 4 天，将小鼠脱颈椎处死，取出脾脏，放入盛小牛血清 – Hank's 液的平皿中，漂洗 2 次，置青霉素小瓶中，用 1 mL 注射器芯研磨成匀浆状，加入 5 ~ 10 mL 的 Hank's 液冲散细胞使之成均匀悬液，用 8 层纱布过滤，收集细胞悬液于刻度离心管中，1 500 rpm 离心 5 分钟，反复 2 次，加入 5 ~ 10 mL 的 10% 小牛血清 – Hank's 液，调整细胞数为 10^7/mL。

(4)倾注底层琼脂：用 Hank's 液配制 14 g/L 琼脂，加热融化后，倾注于直径 7.5 cm 的平皿内，每皿 3.5 mL 使其均匀平铺，待其凝固后移置 4℃冰箱保存。

(5)制备表层琼脂：实验组取 0.1 mL 脾脏细胞(10^7 mL)，对照组取同样量的正常小鼠脾脏细胞，分别与 0.1 mL 2 × 10^9/mL(5% ~ 10%)SRBC 混合，同时迅速加入保温于 50℃水浴中的 3.5 mL 浓度为 0.7% 的琼脂管中，摇匀后立即将混合物倾入铺有底层琼脂的平皿内，轻摇使其铺开，待琼脂凝固后，37℃孵育 1 小时。

(6)补体：取出上述平皿，每皿加入 1 : 10 稀释的补体 2 mL，继续放入 37℃温箱中温育 30 分钟，即出现肉眼可见的溶血空斑。如需计数 PFC，则置于室温 1 小时，再放入 4℃冰箱过夜，次日倾去表层液体，计数空斑。如需保存，则加入生理盐水或 PBS 配制的 0.25% 戊二醛 6 mL 固定。

【结果观察】

此法为直接法，主要用于检测 IgM 抗体生成细胞。

(1)空斑大小均匀，边缘整齐，圆形透明，肉眼勉强可见，镜下可见中心有淋巴细胞。

(2)假斑：可能是气泡、SRBC 没有铺匀、细胞悬液中有细胞团存在。

(3)空斑计数：一般以 3~5 个平皿上的空斑均数为该实验组的空斑数，再推算每百万细胞产生的空斑数。如每皿加入细胞数为 10^6 个，出现空斑 50 个，那么每百万细胞产生空斑数为 50 个。分别计算并比较实验组与对照组每百万细胞产生的空斑数。

【注意事项】

(1)实验动物应选用出生 8~12 周的纯系小鼠。

(2)SRBC 要新鲜，其保存于 Hank's 液中可使用 2 周，洗涤不得超过 3 次，离心速度应在 2 000 rpm/min 之内。

(3)脾脏细胞洗涤应充分，以避免小鼠血清蛋白的干扰。

(4)倾注表层琼脂时，要充分混匀细胞，但要避免产生气泡。

(5)应在水平台上倾注琼脂，保证琼脂表层水平光滑，还应免琼脂厚薄不均，同时应避免产生气泡。

(6)为了保存脾脏细胞活力，脾细胞悬液制备过程应在冰上进行，所用 Hank's 液最好是临用时从 4℃冰箱中取出。

【临床意义】

本实验通过观察免疫应答的动力学变化来判断机体的体液免疫功能；此法也可用于探讨药物对机体免疫状态的影响，如寻找抗肿瘤而不抑制机体免疫功能的新抗癌药等；还可以观察化疗药物对机体免疫状态的影响、分析判断化疗效果。

三、NK 细胞功能检测

自然杀伤细胞(natural killer，NK)无需抗原预先致敏，即可直接杀伤某些肿瘤细胞和病毒感染细胞，故在机体抗肿瘤、早期抗病毒或胞内寄生菌感染的免疫应答中起重要作用。由于 NK 细胞是重要的固有免疫细胞，构成了机体抗肿瘤免疫的第一道防线，因此 NK 细胞作为过继细胞治疗肿瘤是目前生物应答调节剂治疗肿瘤的一个重要方法。检测 NK 细胞的细胞毒作用的方法很多，包括核素释放法、乳酸脱氢酶释放改良法、四氮唑盐(MTT)法、流式细胞仪法等。

实验六　NK 细胞活性^{51}Cr 释放测定法

【原理】

NK 细胞的细胞毒效应不依赖于抗体与补体，能直接杀伤数种肿瘤细胞。将淋巴细胞作为效应细胞与相应的靶细胞（肿瘤细胞）作用，测定细胞生长情况即可判断效应细胞的活性。^{51}Cr 释放法即用放射性核素^{51}Cr 标记靶细胞，将标记的肿瘤细胞与淋巴细胞共同孵育一定时间，靶细胞受到 NK 细胞攻击被破坏，释放出^{51}Cr，^{51}Cr 释放量与效应细胞活性成正比。因此，测定培养上清液中^{51}Cr 的放射性强度（cpm）即可判断 NK 细胞的杀伤活性。

【试剂与仪器】

(1) 效应细胞：来源于肝素抗凝血或脾脏的淋巴细胞。

(2) 靶细胞：K562 或 YAC - 1 细胞株。

(3) 主要试剂：淋巴细胞分离液、IL - 2、RPMI1640、1% NP - 40 等。

(4) 二氧化碳培养箱、γ 计数器、倒置显微镜等。

【方法】

(1) 制备效应细胞：分离外周血淋巴细胞或制备脾细胞悬液，按常规洗涤细胞 2 次，调节细胞浓度至 1×10^6/mL，即可作为 NK 细胞的来源。

(2) 靶细胞的制备与标记：取对数生长期的靶细胞，用 Hank's 液洗涤 2 次，用 RPMI1640 培养液重悬细胞，调整细胞浓度至 2×10^6/mL。取 0.5 mL 细胞悬液，加入 100 μCi ^{51}Cr 混匀，置 37℃、5% 二氧化碳中温育 2 小时，每 30 分钟轻轻振摇 1 次。最后用细胞培养液洗涤细胞 3 次，调整细胞浓度至 1×10^6/mL备用。

(3) 细胞毒试验：取上述效应细胞悬液 1 mL 置聚丙烯试管中，加入标记的靶细胞悬液 0.1 mL，设相应对照管。

(4) 置 37℃、5% 二氧化碳中培养 4 小时后离心，每管取上清液 0.5 mL。

(5) 将上清液置 γ 计数器中，测定其放射性（cpm 值）。

【结果】

测定每管 cpm 值，依下式计算：

$$细胞毒活性(\%) = \frac{细胞中^{51}Cr 释放量(cpm) - 自然释放管^{51}Cr 释放量(cpm)}{最大^{51}Cr 释放量(cpm) - 自然释放管^{51}Cr 释放量(cpm)} \times 100\%$$

注：自然释放管以 1 mL RPMI1640 培养液代替相应细胞悬液，最大释放管以 1 mL 1% NP - 40 液代替相应细胞悬液。

【注意事项】

(1)根据预实验确定效应细胞/靶细胞的最佳比例。

(2)注意防护核素放射性污染。

【临床意义】

评价机体固有免疫水平的一种常用指标,常作为判断肿瘤预后和疗效观察的指标之一。

实验七　NK 细胞活性乳酸脱氢酶释放测定法

【原理】

乳酸脱氢酶(LDH)存在于活细胞的胞浆中。当靶细胞受到攻击损伤时,细胞膜通透性改变,LDH 释放到介质中,催化乳酸生成丙酮酸,使氧化型辅酶Ⅰ变成还原型辅酶Ⅰ。还原型辅酶Ⅰ通过递氢体—吩嗪二甲酯硫酸盐还原硝基氯化四氮唑蓝(NBT),形成有色的甲臜(formazan)类化合物。用酶标测定仪在 490 nm 或 570 nm 波长处测得的 OD 值,反映 NK 细胞杀伤靶细胞活性,测得的 LDH 浓度与 NK 细胞毒活性正相关。

【试剂与仪器】

(1)细胞培养液:RPMI1640 培养液。

(2)NK 效应细胞:患者新鲜静脉血 4 mL,肝素抗凝;靶细胞:对数生长期的 YAC-1 细胞。

(3)20% SDS。

(4)LDH 底物溶液(pH 7.4):NBT 4 mg、氧化型辅酶Ⅰ 10 mg、PMSF 1 mg,加 2 mL 蒸馏水溶解。混匀后取 1.6 mL 加 1 mol/L 乳酸钠 0.4 mL。

(5)终止液:1 mol/L 枸橼酸。

(6)酶标仪。

【方法】

(1)靶细胞制备:取对数生长期 YAC-1 细胞,用 RPMI1640 培养液洗 2 次,调整细胞浓度至 1×10^6/mL。

(2)效应细胞 NK 细胞制备:取外周血单个核细胞,用 Hank's 液洗 2 次,用 RPMI1640 培养液调整细胞浓度至 1×10^7/mL。

(3)将靶细胞与效应细胞按 1:100、1:50、1:25、1:12.5 比例加入 96 孔板中,每孔 100 μL,每组均设 3 个复孔。

(4)自然释放孔:分别取靶细胞 100 μL、RPMI1640 培养液 100 μL 加入

96 孔板中,设三个复孔。室温避光反应 10 分钟,每孔加入终止反应液 30 μL,终止反应。

(5)最大释放孔:分别取靶细胞 100 μL、20% SDS 100 μL 加入 96 孔板中,设三个复孔。

(6)细胞对照孔:分别将效应细胞 100 μL 和 RPMI1640 培养基 100 μL 加入 96 孔板中,设 3 个复孔。

(7)将 96 孔板轻轻混匀,置 37℃、5% 二氧化碳中培养 2 分钟,吸出孔中上清液 100 μL 相应移入另一 96 孔板中,置 37℃、5% 二氧化碳中培养 10 分钟,每孔加入底物溶液 100 μL,室温避光反应 10 分钟,每孔加入反应终止液 30 μL,终止反应。

(8)用酶标测定仪在 490 nm 和 570 nm 波长处测得 OD 值。

【结果】

(1)按照公式计算细胞毒指数(亦即细胞毒活性):

$$细胞毒活性(\%) = \frac{测定组\ OD\ 值 - 自然释放对照组\ OD\ 值}{最大释放对照组\ OD\ 值 - 自然释放对照组\ OD\ 值} \times 100\%$$

(2)人 NK 细胞细胞毒指数参考值:$(55.35 \pm 14.92)\%$。

【注意事项】

(1)靶细胞一定要选择对数生长期细胞,活细胞应 >95%。

(2)淋巴细胞应使用新鲜活细胞,分离纯度越高越好。

(3)测定管要求无菌,以免培养液污染而影响结果。

(4)底物一定要临用前新鲜配制。

(5)在一定范围内,NK 细胞活性与效靶比值成正比,一般效靶比值不应超过 1:100。

【临床意义】

(1)NK 细胞异常增高见于:病毒感染初期、颗粒性淋巴细胞增殖异常症、脾切除后。

(2)NK 细胞异常减低见于:重症联合免疫缺陷病、AIDS、自身免疫病、恶性肿瘤、海洋性贫血、妊娠、酒精性肝炎等疾病。

实验八　LAK/NK 细胞的制备与活性测定

【原理】

将核素^{51}Cr 或^{3}H – TdR 掺入到淋巴因子激活的杀伤细胞(lymphokine

activated killer cell，LAK）的靶细胞 LiBr（黑色素瘤细胞株）中，标记的 LiBr 与 LAK 按一定细胞比例混合，共同孵育 4 小时，根据细胞上清中靶细胞被杀伤后所释放的 ^3HCr 水平计算出 LAK 细胞的杀伤活性。

【试剂与仪器】

（1）细胞系：K562 或 LiBr。

（2）10% FCS、RPMI1640、^3H-TdR、IL-2 等。

（3）二氧化碳孵育箱、β-闪烁仪、γ-计数仪、离心机、培养瓶、细胞培养板等。

【方法】

（1）效应细胞的制备：分离外周血淋巴细胞或制备脾细胞悬液，按常规洗涤细胞 2 次，调细胞浓度至 $1 \times 10^6/mL$，即可作为 NK 细胞的来源。若在细胞培养液中加入 IL-2（终浓度为 1 000 U/mL），将细胞置 37℃、5% 二氧化碳培养 72 小时，即是 LAK 细胞的来源。

（2）取对数生长期的靶细胞（K562 或 LiBr），用 RPMI1640 培养液洗涤 2 次后，调整细胞浓度为 $2 \times 10^6/mL$，加 20 μCi ^3H-TdR，37℃ 孵育 2 小时，每 15 分钟轻轻振摇 1 次。

（3）用 10% FCS RPMI1640 培养液洗涤 3 次，每次 1 000 rpm 离心 10 分钟，调整细胞浓度为 $1 \times 10^6/mL$。

（4）于 96 孔培养板中每孔加 100 μL 靶细胞，每份 3 个复孔，在每孔加入 100 μL 效应细胞，最大释放组为加入 100 μL、1% TritonX-100，细胞组为加入 100 μL 完全培养基。将细胞置 37℃、5% 二氧化碳培养 4 小时。

（5）用细胞收集仪收取上清液于滤纸上，烤干后，移入液闪瓶中加入 1 mL 闪烁液，于 β-闪烁仪中测 cpm 值。

【结果】

$$特异性释放率(\%) = (1 - \frac{实验组\ cpm}{对照组\ cpm}) \times 100\%$$

【注意事项】

（1）诱导 LAK 细胞形成中需要无菌操作。

（2）靶细胞要处于对数生长期。

（3）避免核素污染。

第七章　细胞因子及其受体的检测技术

细胞因子(cytokine，CK)是由活性细胞合成、分泌的一类具有广泛生物活性的小分子蛋白质。细胞因子作为细胞间的信号传递分子，在免疫应答、免疫调节、炎症反应、肿瘤转移等生理和病理过程中起重要作用。因此，细胞因子及其受体的检测不仅常用于基础免疫研究，在临床疾病诊断、病程观察、疗效判断及细胞因子治疗监测方面也具有重要价值。

第一节　细胞因子检测

细胞因子在极低浓度就表现明显的生物活性，因而其在体内的含量甚微。此外，细胞因子的种类十分丰富，迄今已发现 200 余种人的细胞因子。这些因素都给细胞因子的检测带来了困难。因此，现有的细胞因子检测方法不完善，各种检测方法的特性及影响因素不同，且不同方法之间结果差异较大。

细胞因子检测包括生物学活性和浓度的检测，目前方法主要包括：生物学检测法、免疫学检测法和分子生物学检测法。

一、生物学检测法

生物学检测又称生物活性检测，是根据细胞因子的特定生物学活性而设计的检测法。由于各种细胞因子具有不同的生物活性，针对某一细胞因子独特的生物活性，可应用相应的指示系统和标准品来反映待测标本中该种细胞因子的活性水平，测定结果一般以活性单位来表示。生物学检测法敏感性较高，并能直接显示待测标本中细胞因子的活性水平；但一般实验周期较长，影响因素多，尤其易受生物学活性相同或相近的其他细胞因子的影响，因而结果难以标准化。

常见的生物活性检测法包括：细胞增殖或增殖抑制法、靶细胞杀伤法、细胞病变抑制法、集落形成法、抗体形成法等。

实验一　白细胞介素 -2(IL -2)的生物学检测

【原理】

白细胞介素 -2(interleukin -2, IL -2)具有细胞生长因子活性,可以刺激 T 细胞等多种细胞生长。利用这一特性,可筛选建立 IL -2 的依赖细胞株 CTLL -2,即 CTLL -2 在不含 IL -2 的培养基中很快死亡,而加入 IL -2 后则可在体外长期培养。CTLL -2 的增殖依赖于培养基中 IL -2 的活性,并且在一定范围内,培养基中 IL -2 的活性与细胞增殖程度呈正比,因此通过测定依赖株细胞的增殖情况可间接测定 IL -2 的生物活性。本实验采用 MTT 法测定依赖株细胞的增殖(相关原理参见第六章实验三)。

【试剂与器材】

CTLL -2 细胞株;重组 IL -2 标准品、待检标本;RPMI1640 培养液(含 10% FCS)、PBS、MTT 溶液、酸化异丙醇;细胞培养瓶、96 孔平底细胞培养板;5% 二氧化碳细胞培养箱、酶标仪、离心机、微量加样器等。

【方法】

(1)CTLL -2 细胞株复苏与培养:实验前 1~2 周复苏 CTLL -2 细胞,用含 100 U/mL IL -2、10% FCS 的 RPMI1640 培养液培养,3~4 天换液 1 次。

(2)收集对数生长期的 CTLL -2 细胞于 10 mL 离心管内,1 500 rpm 离心 10 分钟,弃上清液。

(3)用 PBS 洗涤上述细胞 2 次,1 000 rpm 离心 5 分钟后用不含 IL -2 的培养液调细胞浓度至 1×10^5/mL,备用。

(4)稀释标准品和样品,取 96 孔细胞培养板进行标记,用细胞培养液倍比稀释标准品和待测标本,并设阴性对照和空白对照(仅加细胞培养液),每个稀释度各做 3 个复孔,每孔加样 100 μL;之后各孔再加入制备好的 CTLL -2 细胞悬液 100 μL,充分混匀。

(5)将细胞培养板置 37℃,5% 二氧化碳细胞培养箱中培养 48 小时。

(6)培养结束前 4~6 小时,将培养板 1 500 rpm 离心 10 分钟,弃上清液,加 MTT 液 100 μL/孔,充分混匀后,继续培养 4~6 小时。

(7)将培养板离心,1 500 rpm × 10 分钟,弃上清,加入酸化异丙醇 100 μL/孔,充分振荡混匀,待甲䐶颗粒完全溶解后,用酶标仪比色,测定波长 570 nm,参考波长 630 nm。

【结果】

以 OD 值为纵坐标，样品稀释度为横坐标，分别找出标准品 50% 最大 OD 值所对应的标准品和待测样品的稀释度，并按下式计算结果：

$$待测标本 IL-2 活性(U/ml) = \frac{达标准品 50\% 最大 OD 值对应的待测标本稀释度}{达标准品 50\% 最大 OD 值对应的标准品稀释度} \times 标准品 IL-2 活性(U/mL)$$

【注意事项】

(1)本方法敏感度为 0.01~0.1 IU/mL。

(2)依赖细胞株对不同种属的特定细胞因子均敏感。小鼠和人的 IL-2 和 IL-15 均能刺激 CTLL-2 细胞增殖。

(3)由于可溶性细胞因子受体等细胞抑制因子的存在，样品中细胞因子的活性会降低。

(4)不同生长期的 CTLL-2 细胞对 IL-2 反应能力亦不同，以快速生长期细胞为最好。细胞数达到一定极限后，细胞对 IL-2 的反应能力也明显下降。

(5)检测所用的 CTLL-2 活细胞率应大于 95%；CTLL-2 细胞膜极脆，容易破碎，洗涤时动作不可太猛烈。

(6)实验所需 MTT 溶液以及酸性异丙醇应新鲜配制，并充分溶解，避光使用。MTT 溶液用 0.1 mol/L PBS(pH7.2~7.4)配制，浓度为 0.5 mg/mL；酸性异丙醇按盐酸∶异丙醇=1∶300(v/v)配制。

实验二　TNF-α 的生物学检测

【原理】

肿瘤坏死因子-α(tumor necrosis factor-α, TNF-α)在体外的主要生物学活性是对某些肿瘤细胞具有细胞毒作用，肿瘤靶细胞的死亡率与加入的 TNF-α 活性呈正比，利用对 TNF-α 的细胞毒作用高度敏感的小鼠 L929 细胞株即可测定 TNF-α 的生物活性。将定量的 L929 细胞株与含 TNF-α 的待测标本在一定条件下共同孵育，同时加入转录抑制剂放线菌素 D 以提高靶细胞对 TNF-α 的敏感性，在 TNF-α 的作用下可导致靶细胞的死亡。利用某些染料(如中性红、结晶紫等)能使存留的活细胞染色，再用脱色液将染料溶解，测定其 OD 值可反映细胞的存活状态，并与 TNF-α 的活性呈负相关。

【试剂与器材】

L929 细胞株；重组 TNF-α 标准品、待检标本；RPMI1640 培养液(含

10% FCS)、PBS、0.25% 胰蛋白酶、放线菌素 D、0.5% 中性红溶液、脱色液（0.1 mol/L NaH_2PO_4 和无水乙醇等量混合，pH4.5）；细胞培养瓶、96 孔平底细胞培养板；5% 二氧化碳细胞培养箱、倒置显微镜、酶标仪、离心机、微量加样器等。

【方法】

（1）靶细胞悬液制备：选择对数生长期的 L929 细胞，胰酶消化收集，台盼蓝染色鉴定活细胞 >95%；用 PBS 洗涤上述细胞 2 次，1 000 rpm 离心 5 分钟后用 RPMI1640 培养液调整细胞浓度至 $2 \times 10^5/mL$。将细胞悬液加入 96 孔细胞培养板，100 μl/孔。细胞培养板置 37℃，5% 二氧化碳细胞培养箱中培养 24 小时。

（2）取出培养板，弃上清；用细胞培养液倍比稀释标准品和待测标本，并设阴性对照和空白对照（仅加细胞培养液），每个稀释度各做 3 个复孔，每孔加样 100 μl；之后各孔再加入 10 μl 放线菌素 D（1 μg/mL），充分混匀，置 37℃，5% 二氧化碳细胞培养箱中培养 12 小时。

（3）培养结束后，弃培养液，用 PBS 洗涤培养板 1 次。

（4）每孔加入中性红染色液 200 μl，37℃ 孵育 2 小时，使活细胞充分着色。

（5）甩弃上清液，用 PBS 洗涤培养板 3 次，室温下静置 10 分钟晾干。

（6）每孔加入脱色液 200 μl，充分混匀，室温静置 10 分钟后，用酶标仪在 540 nm 波长处测定各孔的 OD 值。

【结果】

根据各孔 OD 值，按下式计算各孔细胞死亡率：

$$细胞死亡率(\%) = \frac{阴性对照孔平均\ OD\ 值 - 标本孔平均值\ OD\ 值}{阴性对照孔平均\ OD\ 值} \times 100\%$$

以细胞死亡率为纵坐标，样品稀释度为横坐标，分别绘制标准品曲线和待测样品曲线，根据标准品 50% 最高细胞死亡率时标准品和待测样品的稀释度，按下式计算结果：

$$待测样品\ TNF-\alpha\ 活性(U/ml) =$$
$$\frac{达标准品\ 50\%\ 最高细胞死亡率时待测标本的稀释度}{达标准品\ 50\%\ 最高细胞死亡率时标准品的稀释度} \times 标准品\ TNF-\alpha\ 活性(U/mL)$$

【注意事项】

（1）L929 细胞对小鼠和人的 TNF-α/TNF-β 的细胞毒作用均敏感。

（2）每孔加入的 L929 细胞数量要均匀，最好用倒置显微镜检查一下各孔内细胞数；细胞在 96 孔板中长成单层即可使用，不宜过密。

(3)细胞染色完成后洗板要彻底，加脱色液后应观察一下细胞是否完全溶解，待完全溶解后方可用酶标仪比色。

(4)若将染色剂换为 0.25% 结晶紫进行染色，则测定时酶标仪的波长应选用 650 nm。

二、免疫学检测法

细胞因子均为小分子多肽或蛋白，一般具有较强的免疫原性。随着分子生物学技术的进展，各种重组细胞因子均已出现，因此可较方便地获得细胞因子的特异性抗血清或单克隆抗体，这为细胞因子的免疫学检测提供了物质基础。细胞因子的免疫学检测法的基本原理是以待测的细胞因子为抗原，利用特异性抗体通过抗原抗体反应来进行检测，由于细胞因子含量很低，所以一般选择灵敏度较高的免疫标记技术，常用的方法包括：酶联免疫吸附实验（ELISA）、放射免疫实验（RIA）和免疫印迹法；还可利用荧光标记或酶标的单克隆抗体，原位检测细胞因子在细胞内的合成及分布情况，如细胞内染色法和酶联免疫斑点（enzyme linked immunospot，ELISPOT）技术等；此外，流式细胞仪技术在细胞因子的检测中也得到了广泛应用。本检测方法的优点是特异性好，灵敏度高，操作简单，便于大规模检测。但我们须认识到：该方法仅测定细胞因子的抗原性，无法区分被测细胞因子是具有完整生物活性结构的分子还是已经变性的蛋白质，因而其结果与该细胞因子的生物学活性并不一定平行，要明确细胞因子的生物学效应，则必须结合细胞因子生物学检测法。

目前，几乎所有常见细胞因子的检测试剂盒均有商品供应，为大规模检测临床标本的细胞因子含量提供了极大的方便。试剂盒检测特异性强，操作简便、省时，重复性好，影响因素少，实验结果稳定，但应注意以下几点：

(1)样品的选择：机体大多数细胞因子在生理情况下血中浓度极低，故不宜选用血标本，但一些细胞因子如细胞集落刺激因子、红细胞生成素等在某种病理情况下分泌亢进，可用血浆或血清标本直接检测。在某些病理情况下，一些细胞因子在局部体液中浓度升高，这种体液也可用作检测标本，细胞培养上清液是测定体外刺激培养细胞分泌的细胞因子常用的标本。

(2)样品收集时间：测定细胞培养上清的细胞因子时，由于不同的细胞因子分泌高峰的时间不同，收集上清液的时间点也就不同。此外，细胞因子产生细胞、活化剂种类、培养条件等不仅影响分泌细胞因子的种类和分泌量，而且会影响峰值出现的迟早，这一点应该注意。

（3）防止污染：各种标本中一旦有细菌和其他微生物污染，就会干扰测定结果。当血液标本被污染，如内毒素含量达到 10 μg/L 时，在 37℃ 下放 6 小时时，细胞将大量分泌 IL-1、TNF-α、IL-6 和 IL-8，而这种污染肉眼很难观察到。

（4）样品的保存：收集的细胞因子检测样品如细胞培养上清液、血清或血浆标本应置于 -20℃ 保存，避免反复冻融。

（5）按说明书操作：应用试剂盒进行检测时，应严格按照试剂盒的说明书进行操作，放免试剂盒应注意放射性物质的处理。

（6）试剂盒检测的灵敏度一般不如生物学活性法，由于各个实验室制备的抗体不同，同一标本用不同试剂盒或不同批次的同一试剂盒检测的结果往往不会一样，在分析结果时应注意。

实验三　双抗夹心 ELISA 法检测 IL-1

【原理】

白细胞介素-1（interleukin-1，IL-1）是一种单核因子，主要由单核细胞-巨噬细胞、上皮细胞以及树突状细胞分泌。它可以促进多种细胞增殖和活化，对免疫应答有重要的调节作用，也被称为淋巴细胞激活因子（lymphocyte-activating factor，LAF）或内源性热原质（endogenous pyrogen）等。本实验采用双抗夹心 ELISA 法检测人血清中的 IL-1 浓度，将标准品、待测样本加入到预先包被人 IL-1 单克隆抗体的酶标板中，洗涤除去未结合的成分，再加入辣根过氧化物酶（HRP）标记的抗人 IL-1 抗体，它将与人 IL-1 结合而形成免疫复合物，最后加入底物（OPD）显色，其颜色深浅（450 nm 波长下测定 OD 值）与样品中人 IL-1 的浓度呈正相关。

【试剂与器材】

预包被的酶标板；HRP 标记的抗人 IL-1 抗体、重组 IL-1 标准品、待检样品、样品稀释液、洗涤液、显色液（含底物及酶反应体系）、终止液；37℃ 恒温水浴锅、酶标仪、微量加样器、一次性吸头、吸水纸等。

【方法】

（1）吸取包被抗体加入凹孔板中，每孔 200 μl，将此凹孔板平置于湿盒中，于 37℃ 作用 1~2 小时后，再置 40℃ 冰箱过夜，从冰箱取出凹孔板，甩弃孔中液体，注满洗涤液、甩干，如此重复 3 次，拍干备用。

（2）加标准品和待测样本：分别设置标准品孔、待测样本孔和空白对照孔，记录各孔位置[在标准品孔中加入标准品 50 μL；待测样本孔中先加入测血清 10 μL，再加样本稀释液 40 μL（即样本稀释 5 倍）；空白对照孔加 50 μL 标本稀释液]，加入相应试剂 200 μL/孔。

（3）37℃中作用 45 分钟。

（4）洗板：弃去板内液体，每孔加满洗涤液，静置 1 分钟，甩去洗涤液，吸水纸上拍干，重复洗板 3 次（也可用洗板机按说明书操作洗板）。

（5）加酶标抗体：每孔加入酶标抗体工作液 200 μL。

（6）温育：37℃水浴锅温育 20 分钟。

（7）洗板：弃去板内液体，每孔加满洗涤液，静置 1 分钟，甩去洗涤液，吸水纸上拍干，重复洗板 3 次。

（8）显色：每孔加入 200 μL 显色液，37℃避光显色 15 分钟。

（9）终止：取出酶标板，每孔加终止液 500 μL。

（10）测定：以空白孔调零，在终止后 30 分钟内，在 450 nm 波长出测量各孔的吸光值（OD）。

【结果】

以测得的 OD 值为纵坐标，以标准品浓度为横坐标，绘制标准曲线，根据血清样品的 OD 值可在标准曲线上查出其浓度，也可以使用各种应用软件来计算。注意：最终浓度为实际测定浓度乘以样品血清的稀释倍数。

【注意事项】

（1）血清样本不能含防腐剂叠氮钠，因为叠氮钠是辣根过氧化物酶活性的抑制剂。

（2）血清样本采集后应尽快进行实验，若不能立即试验，可将标本置于 −20℃保存，但应避免反复冻融。

（3）细胞培养板洗涤不正确可导致结果不准确，在加入底物前应确保尽量吸干孔内液体，温育过程中不要让微孔干燥。

（4）若显色过浅，可适当延长底物温育时间。

（5）避免在酶标板底残留液体和手指印，否则将影响 OD 值的检测。

（6）正常人血清中 IL−1 浓度参考值为 0~68 pg/mL。

三、分子生物学检测方法

细胞因子的分子生物学检测主要是指对细胞因子的 DNA 和 mRNA 表达进行检测，尤其是在 mRNA 水平，检测特定细胞因子的 mRNA 表达有助于判断该细胞因子在细胞中的表达水平。目前所有公认细胞因子的基因均已克隆化，故能较容易地得到某一细胞因子的核酸探针。核酸探针是指一段用放射性核素或其他标记物(如生物素、地高辛等)标记并与目的基因互补的 DNA 片段或单链 DNA、RNA，根据其来源可分为 cDNA 探针、寡核核苷酸探针、基因组基因探针及 DNA 探针等，利用特定的核酸探针可以检测相应细胞因子基因的表达，检测方法通常包括：斑点杂交、Northern blot、逆转录 PCR、细胞或组织原位杂交等。其中 cDNA 探针和人工合成寡核苷酸探针常用于斑点杂交及 Northern blot，而 RNA 探针因穿透性好更适用于原位杂交。分子生物学检测法具有灵敏、快速等优点，甚至从 1～10 个细胞中就可检出其中的特异 mRNA；但是该方法只能检测细胞因子的基因表达情况，不能直接提供有关细胞因子的浓度及生物学活性等资料，因而主要用于机制探讨。

核酸探针技术的应用已经程序化，以 cDNA 探针为例主要包括：①质粒 DNA 的提取；②靶 DNA 片段的分离；③靶 DNA 片段标记；④待测样品 mRNA 的提取；⑤标记 cDNA 探针对待检样品的杂交；⑥放射自显影或显色分析。实验的关键在于制备高质量的核酸探针和获得合格的待测物(提取的 mRNA 样品或细胞/组织标本)。

实验四　原位杂交法测定 TNF 的 mRNA

【原理】

RNA – DNA 原位杂交的原理与分子杂交的其他方法相同，只不过原位杂交不需要抽提待测细胞的 RNA，而是在细胞内 mRNA 原有位置上进行杂交，细胞尽量保持原有形态。将细胞以适当方法固定后，除去脂类并适当消化细胞内的蛋白质，增加细胞对大分子物质的通透性，使 DNA 探针得以进入细胞。结合标记物相关的检测系统，可在 mRNA 原有位置上将其显示出来，使组织细胞中的特异性核酸得到定位，对生理或病理条件下从 DNA 到 mRNA 到蛋白质这样一个基因表达过程进行定性和定位的分析，是基因表达研究强有力的手段。

应用该方法检测不同细胞因子时，只需要制备不同特异性的核酸探针，其余操作基本相同。

一、细胞样本的制备及固定

【试剂与器材】

(1)培养基：不含酚红的 DMEM 培养基。

(2)玻片处理：玻片经洗涤，180℃干烤或 15 磅高压灭菌 20 分钟，将多聚赖氨酸(APES)溶液(溶于 1 moL/L pH7.0 的 Tris – HCl 缓冲液中)涂布于玻片上，干燥后即可使用。或者 APES 2 mL 溶于 100 mL 丙酮中，将玻片浸泡其中，取出晾干，180℃干燥备用。

(3)洗涤液；0.1M、pH7.2 ~ 7.4 PBS。

(4)细胞固定液：4% 多聚甲醛 0.1MPBS(pH7.2 ~ 7.4)含有 1/1 000 DEPC。

(5)不同浓度的乙醇：包括 70%、90% 和 100% 浓度。

(6)胃蛋白酶溶液：用 0.1N HCl 将胃蛋白酶配制成 100μg/mL。

(7)烤箱、二氧化碳培养箱、倒置显微镜、原位杂交专用盖玻片、温箱、加样器和吸头等。

【方法】

(1)在 37℃、5% 二氧化碳培养箱条件下将细胞加在处理的载玻片上，培养基培养，时间通过预实验确定。

(2)细胞铺满后，用洗涤液洗 2 分钟 ×3 次，室温下将其放入细胞固定液中固定 30 ~ 60 分钟，蒸馏水洗涤。

(3)室温下用洗涤液充分洗涤固定细胞，(干燥后 –20℃冷冻保存 2 周以上)。

(4)杂交前将固定的细胞进行如下处理：依次在 70%，90%，100% 的乙醇中浸泡，脱水每次 5 分钟，用二甲苯洗涤，除去残留脂质，依次在 100%，90%，70% 乙醇中浸泡，进行再水化，每次 5 分钟，最后浸泡于洗涤液中。

(5)在 37℃用胃蛋白酶溶液处理固定的细胞 10 分钟，以增加细胞对大分子试剂的通透性，再用洗涤液洗 5 分钟。

(6)用 1% 甲醛固定 10 分钟，用洗涤液洗净。

【注意事项】

(1)所有溶液都必须用 RNA 酶抑制剂处理。

(2)操作中最重要的是及时固定，并在固定液中加入 0.1% 的 DEPC 处理，以抑制 RNA 酶对 mRNA 的分解作用。此外，过度固定对原位杂交有明显的不利影响。

二、原位杂交

【试剂与器材】

TNF – DNA 探针；地高辛标记试剂盒；杂交液[60% 去离子甲酰胺，300

mmoL/L NaCl、30 mmoL/L 柠檬酸钠、10 mmoL/L EDTA 25 mmoL/L NaH$_2$PO$_4$（pH7.4），5% 葡聚糖硫酸酯，250μg/μL 变性鲑精 DNA］；SSC 母液（1 000 mL 蒸馏水中加氯化钠 17.6 g、二水合柠檬酸三钠 8.8 g）；温箱、水浴锅、加样器、吸头、染色缸等。

【方法】

（1）准备杂交液。

（2）将地高辛标记的 TNF – DNA 探针在 80℃ 加热 10 分钟，迅速置冰浴中变性后，将其加入杂交液中，至终浓度 5 μg/μL。

（3）将 10 ~ 20 μL 杂交混合液（杂交液加变性探针）加入到固定并增加了通透性的细胞上，盖上专用原位杂交盖玻片，放入盛有约 20 mL 20% 甘油湿盒内 37℃ 使其杂交过夜。

（4）揭掉盖玻片，30℃ ~ 37℃ 左右水温的 2×SSC 洗涤 5 分钟 ×2 次，0.5×SSC 洗涤 15 分钟 ×1 次，0.2×SSC 洗涤 15 分钟 ×1 次。

【注意事项】

（1）标记和杂交的各种溶液应高压灭菌，所用器皿每次用前必须严格清洗，使用灭菌吸头，操作时戴无尘手套。

（2）探针浓度是非常重要的影响实验结果的因素，应予高度重视。浓度过高会增加背景，浓度过低又会导致敏感性下降。应通过模拟杂交实验来确定最佳浓度。

（3）可用 β – actin 作为内参考对照。

三、检测

【试剂与器材】

封闭液（pH7.5 100 mmol/L Tris – HCl、150 mmol/L NaCl、0.5% 羊血清）；抗地高辛 – 荧光素标记抗体；洗涤液（pH7.2 ~ 7.4 PBS）、20% 甘油、乙醇；防退色溶液［九份甘油加一份染液 1 mmol/L pH7.5 Tris – HCl，2% 1.4 – diaza – bicyclo（2，2，2）– Octane，500 ng/mL propidiumiodide］；地高辛标记和检测试剂盒；加样器，吸头，染色缸等。

【方法】

（1）每块载玻中上加 100 μL 封闭液，封闭非特异性结合位点。

（2）用封闭液将抗地高辛 – 荧光素抗体按 1：500 稀释加在载玻片上，置湿盒内 37℃ 温育 45 分钟，用洗涤液洗 5 分钟 ×4 次。

（3）用 100 mol/L Tris – HCl（pH7.5），150 mmoL/L NaCl，0.05% Tween

-20洗载玻片。

（4）将细胞样品依次在70%，90%，100%乙醇浸泡5分钟，脱水。

（5）将玻片在空气中干燥。

（6）将细胞样品放在防退色溶液中，取出封片。

（7）在荧光显微镜下检测，表达TNF mRNA的细胞胞浆着色，发出荧光的分布与强度与mRNA的表达一致。

【注意事项】

（1）标本处理后一般立即观察，时间过久荧光会逐渐减弱；若要保存，应将标本放在聚乙烯塑料袋中于4℃避光保存。

（2）镜检时激发光长时间的照射，会发生荧光的衰减和淬灭现象，因此尽可能缩短观察时间，暂时不观察时，应用挡板遮盖激发光。

（3）结果判断可以通过荧光镜检定性，也可应用荧光分析系统做半定量分析。

第二节　细胞因子受体检测

细胞因子必须通过与相应受体结合，才能发挥其生物学功能，因此，对细胞因子受体的研究是阐明细胞因子作用机制的有效途径，也有助于开发细胞因子的类似物或拮抗剂。对细胞因子受体的检测与检测细胞因子本身一样成为基础和临床免疫学研究的重要内容。细胞因子受体主要位于细胞膜上，作为一种跨膜蛋白参与细胞信号的转导，但也存在着游离的形式即可溶性细胞因子受体，可溶性的细胞因子受体既可做为相应细胞因子的运载体，也可与相应的膜受体竞争配体而起到抑制作用。针对不同形式的细胞因子受体，也建立了多种不同的检测方法，主要包括：

一、活细胞吸收试验

活细胞吸收试验的基本原理是将过量的待测细胞与限量细胞因子（配基）共孵育，若细胞膜表面存在相应的受体即可吸收（消耗）配基，通过测定回收后配基生物活性的丢失情况可确定受体是否存在。此法简便但不精确，适用于定性，不适用于定量检测及深入研究。

二、抗受体单克隆抗体法

利用杂交瘤技术制备针对细胞因子受体的单克隆抗体，一方面可利用该单克隆抗体封闭相应细胞因子受体,进而抑制相应细胞因子的生物学活性来进行受体检测,另一方面也可以通过标记技术,标记单克隆抗体直接作免疫放射受体分析或免疫沉淀受体分子,或是结合流式细胞仪确定受体阳性细胞群比例等。

三、重组细胞因子与受体的交联分析

利用化学交联剂将标记的重组细胞因子与膜受体交联,细胞裂解物经SDS - PAGE 电泳后进行放射自显影分析,通过带型分析可确定受体的分子量及亚单位。

四、受体 cDNA 分析

分子克隆是在基因水平上研究细胞因子受体的最佳途径,通过核苷酸序列推导的氨基酸顺序进行结构功能区分析,是深入探讨受体作用机制的基础。受体 cDNA 片段可用来制作 cDNA 探针以研究受体基因的转录功能及表达调控。此外还可利用基因工程技术生产重组受体分子。目前已有 10 多种细胞因子受体的基因被克隆出来,包括 IL - 1R、IL - 2Ra、IL - 2Rβ、IL - 3R、IL - 4R、IL - 6R、IL - 7R、IFN - γR、EPOR, M - CSFR 等。

五、可溶性细胞因子受体的检测

大部分细胞因子的受体除细胞膜结合的形式外,还存在可溶性细胞因子受体(soluble cytokine receptor),如 sIL - 1R、sIL - 2R、sIL - 4R、sIL - 5R、sIL - 6R、sIL - 7R、sIL - 8R、sIFN - γ 和 sTNFR 等。检测可溶性细胞因子受体的水平,有助于某些疾病的诊断及病程的发展和转归的监测。因为可溶性细胞因子受体往往存在于体液或细胞培养液中,具有较强的抗原性,因此这类受体多采用免疫学方法检测。

实验五　膜表面 IL - 2R 阳性细胞的检测

【原理】

细胞膜表面白细胞介素 - 2 受体(mIL - 2R)由 α、β、γ 链三个亚单位共同组成,利用抗 IL - 2Rα 链小鼠单克隆抗体作为一抗,与细胞表面的 mIL - 2R 特异性结合,再选用 FITC 标记的羊抗小鼠 IgG(二抗)与一抗特异性结合,即可借助荧光显微镜直接观察或利用流式细胞仪直接检测待测细胞群体中

mIL－2Rα 阳性细胞的比例。

【试剂与器材】

一抗：小鼠抗 IL－2Rα 单克隆抗体，即小鼠抗 Tac McAb(Tac 抗原即为 IL－2Rα 链，或称 P^{55}/CD25)，二抗：FITC 标记的羊抗小鼠 IgG，使用时用 1% BSA－PBS 作适当稀释(1∶8 或 1∶16)；人外周血单个核细胞(PBMC)、PHA、人免疫球蛋白；RPMI1640 培养液(含 10% FCS)、PBS、台盼蓝、5% FCS－Hank's 液、1% BSA－PBS 液、1% 多聚甲醛；小试管、刻度吸管、毛细吸管、加样器及吸头、细胞计数板、倒置显微镜、4℃冰箱、载玻片、盖玻片、离心机、荧光显微镜或流式细胞仪等。

【方法】

(1)将含 1% PHA 的 RPMI1640 培养液调整 PBMC 细胞浓度至 1×10^6/mL，置于 37℃，5% 二氧化碳培养箱培养 24 小时。

(2)用 PBS 洗涤上述细胞 2 次，台盼蓝染色鉴定活细胞 >95%，用 5% FCS－Hank's 液调整细胞浓度至 1×10^7/mL。

(3)将上述待测细胞悬液加入小试管中，每管加 100 μL，即每管含细胞 1×10^6 个。

(4)向试管内加入人 Ig 100 μL，室温孵育 15 分钟，以封闭抗体 Fc 段的非特异性结合。

(5)每管加入小鼠抗 Tac McAb(10 μg/mL)100 μL，4℃孵育 30 分钟。

(6)用 2 mL 预冷的 5% FCS－Hank's 洗涤细胞 3 次，1 500 rpm 离心 5 分钟。

(7)每管加入稀释后的 FITC 标记的羊抗小鼠 IgG 100 μL，4℃孵育 30 分钟。

(8)用 2 mL 5% FCS－Hank's 洗涤细胞 3 次，1 500 rpm 离心 5 分钟。

(9)将细胞直接上流式细胞仪进行分析；或者用 1% 多聚甲醛固定，用毛细吸管吸取固定后的细胞滴加于载玻片上，在荧光显微镜下计数荧光阳性细胞。

(10)用荧光显微镜计数时，应先在普通光源下计数视野中淋巴细胞总数，每份标本应至少计数 200 个淋巴细胞，然后再在荧光光源下计数荧光阳性细胞(mIL－2Rα 阳性细胞)数，最后计算出 mIL－2Rα 阳性细胞百分比。

【注意事项】

(1)人 PBMC 在培养前应去除红细胞，以免影响结果。

(2)荧光阳性细胞特点是：在细胞膜上可见明亮的黄绿色斑点状或半月

形(帽状)荧光,有时整个细胞膜周围呈环状荧光;而混杂的多形核细胞亦可呈现片状或均匀的荧光染色,应在普通光源下加以区分与排除。

(3)采用流式细胞仪技术时不仅可以分析 mIL – 2Rα 阳性细胞的百分比,还可进行细胞分离。

(4)该方法还可用放射性核素(^{125}I)标记的抗 IL – 2Rα 单克隆抗体直接进行放射免疫分析。

实验六　双抗体夹心 ELISA 法检测可溶性 IL – 2R

【原理】

IL – 2R 存在形式包括膜结合型 IL – 2R(membrane – bound IL – 2R,mIL – 2R)与可溶性 IL – 2R(soluble IL – 2R,sIL – 2R)。sIL – 2R 是由于某种因素(如位点特异性蛋白酶裂解作用)使 mIL – 2R 的 α 链脱落进入体液而形成,这是 mIL – 2R 失活的方式之一。体液中 sIL – 2Rα 升高也是 T 淋巴细胞活化的标志之一,sIL – 2R 常由 mIL – 2R 阳性 T 细胞释放,可存在于血清、尿液及淋巴细胞培养上清液中。血清中的 sIL – 2R 可与 mIL – 2R 竞争结合 IL – 2,从而成为一种免疫抑制物,其增高可见于某些恶性肿瘤、自身免疫病、病毒感染性疾病以及移植排斥等。应用标记的抗 sIL – 2R 特异性抗体可检测待测样品中 sIL – 2R 含量,目前多以双抗体夹心 ELISA 法来检测体液中 sIL – 2R 含量。

【试剂与器材】

包被抗 sIL – 2R 特异性抗体的96孔酶标板,生物素标记的抗 sIL – 2R 抗体;IL – 2R 标准品,待测血清;样品稀释液、亲和素化 HRP、TMB 显色液、洗涤液、终止液;移液器及吸头、酶标仪等。

【方法】

(1)将 IL – 2R 标准品以及待测血清作倍比稀释。

(2)将包被好抗体的96酶标板平衡至室温,各孔内分别加入 5 μL 不同稀释度的标准品以及 5 μL 不同稀释度的待测血清,轻轻混匀 10 s,注意设立复孔以及阴性对照和空白对照孔。

(3)每孔加入 200 μL 生物素标记的抗 sIL – 2R 抗体,轻轻混匀 30 s,37℃温育 30 分钟。

(4)甩尽96孔板内液体,用洗涤液洗涤反应板,并去除水滴(在厚叠吸水纸上拍干),这样反复洗涤96孔板5次。

（5）每孔加入 200 μL 亲和素化的 HRP，轻轻混匀 10 s，37℃温育 30 分钟。

（6）洗板：甩尽 96 孔板内液体，用洗涤液洗涤反应板，并去除水滴（在厚叠吸水纸上拍干），这样反复洗涤 96 孔板 5 次。

（7）每孔加入 100 μL TMB 显色液，轻轻混匀 10 s，避光室温温育 20 分钟。

（8）每孔加入 100 μL 终止液，轻轻混匀 30 s，15 分钟内将酶标板在酶标仪上于 450 nm 处测定 OD 值。

【结果】

以不同浓度标准品孔的 OD 值为纵坐标，以标准品浓度为横坐标，绘制标准曲线，根据待测血清样品的 OD 值可在标准曲线上查出其浓度。

【注意事项】

（1）所有试剂都必须在使用前平衡到室温（20℃~25℃）。

（2）洗板要彻底，在加入亲和素化 HRP 或 TMB 显色液前确保尽量吸干孔内液体。

（3）温育过程中不要让微孔干燥。

（4）测定前消除酶标板板底残留的液体和手指印，否则将影响 OD 值的测定。

（5）在储存和温育时避免强光直接照射到酶标板。

第八章　HLA 分型技术

人类白细胞抗原(human leukocyte antigen，HLA)系统是目前所知人体最复杂的多态系统。自 1958 年 Jean Dausset 发现第一个 HLA 抗原后，HLA 便成为免疫遗传学、免疫生物学和生物化学等学科的一个重要新兴研究领域。HLA 是一组位于人类第 6 号染色体短臂、具有多基因性和多态性的紧密连锁的基因群，为调控人体特异性免疫应答和决定疾病易感性个体差异的主要基因系统。HLA 基因分为经典的 HLA 基因和非经典的 HLA 基因。其中经典的 HLA 基因包括 HLA Ⅰ类和 HLA Ⅱ类基因。经典的 HLA Ⅰ类基因包括 A、B、C 座位，经典的 HLA Ⅱ类基因至少分为 DR、DP、DQ 三个亚区。HLA 被广泛地应用于器官移植、临床输血、法医上的亲子鉴定、某些先天性遗传性疾病的早期诊断以及研究种族差异、人类的起源与进化等方面。

HLA 分型技术主要包括血清学分型技术、细胞学分型技术和 DNA 分型技术，从抗原和基因水平对 HLA 进行分型和鉴定。

第一节　血清学分型技术

根据补体结合实验原理设计，主要用于 HLA Ⅰ类抗原分型和群体反应性抗体的检测。国际通用的血清学分型技术是由 Terasaki 等改良的补体介导的微量淋巴细胞毒试验，该法所用抗血清、淋巴细胞、补体量少，反应速度快，操作方便。

实验一　HLA 抗原血清学分型

【原理】

淋巴细胞表面存在 HLA 抗原，当 HLA 特异性抗体(IgG 或 IgM)与淋巴细胞膜上相应的 HLA 抗原特异结合后，激活补体系统，产生细胞膜损伤，导致细胞死亡。染料进入死细胞使细胞体积增大并着色；如果大部分细胞被染料着色，细胞呈灰暗色、体积增大，说明被检细胞表面有与特异的 HLA 抗体相应的抗原。如果被检细胞表面没有与特异的 HLA 抗体相应的抗原，则细胞不着色,仍然存活,活细胞具有折光性,大小正常。根据淋巴细胞死亡率确定受检细胞有无相应的 HLA 抗原以及抗原与抗体反应的强度。

【试剂与仪器】

已加好针对 HLA Ⅰ 或 HLA Ⅱ 类抗原的分型抗血清的微量反应板;微量加样器;水平离心机;倒置相差显微镜;超低温冰箱;淋巴细胞分离液;待检血清;阳性对照血清;阴性对照血清;冻干标准补体或新鲜家兔混合血清(含补体);5% 的曙红水溶液;18% 的中性甲醛;25℃恒温箱。

【方法】

(1)按常规方法分离淋巴细胞:取肝素抗凝血 3～5 mL,用等量 Hank's 液或生理盐水稀释,缓慢加入装有淋巴细胞分离液的试管中,2 000 rpm 离心 15～20 分钟,吸取分离液上的白膜层至另一试管中,Hank's 液或生理盐水洗涤 3 次,用 RPMI1640 培养基调整细胞浓度至 $(2.5～3)×10^6/mL$。

(2)从超低温冰箱中取出 HLA Ⅰ 类分型反应板,待其溶化,做好标记。

(3)用软滴法,每孔加入淋巴细胞悬液 1 μl,与血清混合(可用小棒搅动使之混合)。25℃孵育 30 分钟。

(4)每孔加入兔补体 5 μl,25℃孵育 60 分钟。

(5)每孔加 5% 的曙红水溶液 5 μl,染色 2～10 分钟。

(6)每孔加入 18% 的中性甲醛 5 μl,固定反应结果。

(7)静置 2 小时或 4℃过夜,使细胞充分沉到孔底后,轻轻盖上玻片,在倒置相差显微镜下读数。

【结果观察】

结果判断原则:阳性对照死亡细胞应大于 80%,阴性对照死亡细胞应小于 2% 左右。

估计死细胞占全部细胞的百分比,可以反映出抗原与抗体反应的强度。国际通用的判断方法为 NIH 记分法(表 8–1)。

表 8–1 读数记分标准

死细胞(%)	记分	意 义
	0	因沉渣过多无法判断结果或无细胞
1%～10%	1	阴性
11%～20%	2	可疑阴性
21%～40%	4	可疑阳性
41%～80%	6	阳性
>80%	8	强阳性

【注意事项】

(1)要求微量反应板本身对细胞无毒性。

(2)淋巴细胞悬液要求至少有90%以上的细胞活力,红细胞和多形核白细胞污染不超过10%。

(3)细胞和血清要充分混合。

(4)盖上玻片时,注意不要使气泡进入反应孔而至无法观察。

(5)应避免兔补体受热或反复冻融而失去活性。

(6)反应温度应控制在25℃或室温。

(7)HLA-Ⅱ类抗原所用细胞悬液应富含B淋巴细胞,比例大于60%,在阴性对照中死细胞不超过10%~20%或更低。

第二节　细胞学分型技术

人类主要组织相容性抗原系统中的D区抗原,在免疫识别、疾病关联和器官移植中发挥重要作用,一般用细胞学分型方法检测其相应的基因产物。常用于检测HLA-D区基因产物的方法有三种:①混合淋巴细胞培养(mixed lymphocyte culture,MLC)技术;②纯合子分型细胞技术(homozygous typing cell,HTC)亦称阴性分型技术;③预处理淋巴细胞分型技术(primed lymphocyte typing,PLT)亦称阳性分型技术。

一、混合淋巴细胞培养技术(即 MLC 技术)

MLC是研究细胞免疫反应,尤其是移植免疫的较好的体外模型,不仅用于HLA-D分型,且广泛应用于器官移植前的组织配型。最常用的方法有双向MLC方法和单向MLC方法。

二、纯合细胞分型方法(即 HTC 阴性分型技术)

用已知抗原的HTC作为刺激细胞,带有未知抗原的受检细胞作为应答细胞,在HTC刺激细胞与受检应答细胞组成的单向混合淋巴细胞培养中,如果细胞发生反应,说明受检细胞不具有与HTC相同的抗原;如果细胞不发生反应,则说明受检细胞具有与HTC相同的抗原,从而不能识别HTC的抗原,受检细胞可能为含HTC带有的抗原的纯合子或杂合子。

三、预处理淋巴细胞分型方法(即 PLT 阳性分型技术)

此方法是根据二次应答能特异性识别预处理细胞的特性而建立。应答细胞与刺激细胞初次培养 9~12 天后,应答细胞增殖为淋巴细胞后又回到处于休止状态的小淋巴细胞,即为预处理淋巴细胞(PL 细胞)。当 PL 细胞与初次反应中的刺激细胞再次进行 MLC 时,在 20~24 小时内将产生很高的应答反应,刺激细胞在此过程中成为预处理作用细胞。

实验二 双向 MLC 方法

【原理】

双向 MLC 是直接将未经任何处理的两个个体的淋巴细胞在体外适宜的环境下混合培养后可相互刺激,如它们的 HLA‑D 抗原相同或组织相容性相互配合,则相互刺激作用很小,细胞无明显增殖;反之,则相互刺激作用大,细胞被活化并产生增殖,增殖程度与两个个体 HLA‑D 抗原不配合程度成正比。在此反应中,双方淋巴细胞均有刺激能力和反应能力。

【试剂与器材】

(1)主要器材:水平离心机;超净工作台;倒置显微镜;二氧化碳培养箱;48 孔细胞培养板。

(2)含 20% AB 血型的血清的 RPMI1640 培养液:20% 灭活的 AB 血清;1% 双抗(青霉素、链霉各 1 万 U/100 mL);1% 谷氨酰胺;78% RPMI1640 培养液。

(3)其他试剂:淋巴细胞分离液;肝素等。

【方法】

(1)血样采集:无菌采集静脉血 10~20 mL 于加肝素(每 mL 全血需 30~50U肝素抗凝)的无菌瓶中,摇匀。

(2)分离淋巴细胞:按常规法用淋巴细胞分离液分离淋巴细胞(见有关章节),用含 20% AB 血清的 RPMI1640 培养液调整细胞浓度至 $1 \times 10^6/\text{mL}$。

(3)细胞接种与培养:设自身对照管和反应管。在反应管中各加双方细胞 0.2 mL;自身对照管中加同种细胞 0.4 mL。每个试验组各设 3 个复管。用 11 mm×60 mm 玻璃小试管,用橡皮塞塞紧,使之密闭不漏气,置 37℃ 培养箱中培养。

(4)培养时间:一般培养 6 天后,观察细胞形态法判定结果。如用核素法，在培养 5 天后加 ^3H-TdR ，18 小时后收集。

（5）培养结束后轻轻取出，用毛细滴管吸弃上清液，将沉淀物涂片观察形态，计算细胞转化率。涂片时推片头尾不宜过长，一个标本涂两张片子，一厚一薄。

（6）染色：用瑞氏染料染色。先在载玻片上滴上瑞氏试剂，1 分钟后加蒸馏水盖满玻片再染色10 分钟，间隙用口吹气。然后用蒸馏水冲去染料，晾干后高倍镜下观察记数。

【结果观察】

转化细胞形态比较大，有清晰的核仁，核质细致疏松，胞浆偏蓝色，边缘清楚。有的转化细胞核呈分裂状。未转化细胞较小，有稠密的核，细胞浆量少。要注意增殖淋巴细胞和大淋巴细胞、中性粒细胞、单核细胞形态上的区别，详见表 8 – 2。

表 8 – 2 各类白细胞形态区别

区别项目	小淋巴细胞	大淋巴细胞	粒细胞（中、酸、碱）	单核细胞	增殖期淋巴细胞
体形	小,圆	大,圆	中,圆或卵圆,规则	大,巨大	很大
核仁	无	无	无	无	有,清晰
核染色	深,密	深,密			疏松、细致
胞浆染色	淡,偏灰	淡,偏灰			深、偏蓝、边缘清楚、有时有伪足
空泡	有或无	有或无			有或无
核形态	圆,染红色	圆,紫红	圆,分叶	不规则,圆	哑铃型、荷花折迭状、杆型、丝状、双核等
胞浆	甚少	丰富			有

采用下列公式计算转化率：

$$转化率(\%) = \frac{转化细胞数}{计数细胞总数} \times 100\%$$

【注意事项】

（1）细胞培养需要一个稳定的 pH 环境，最好放在5% 二氧化碳培养箱中培养。

（2）在分离淋巴细胞的操作中，可用 Hank's 稀释全血或洗涤细胞，但效果不如使用 RPMI1640 培养液。后者 pH 稳定，细胞不易结块。如在洗涤细胞的 RPMI1640 培养液中加入 5% 血清，还能起到保护细胞的作用。

（3）在操作过程中，注意不要把一种细胞悬液带进另一细胞悬液或培养液，致使对照孔转化率升高。加细胞悬液时，力求细胞混匀，加量准确，以免影响复孔间的重复性。

（4）在整个操作过程中，每一步骤都应严格按无菌操作。所有器材和试剂都必须经高压灭菌或过滤除菌。

实验三　单向 MLC 方法

【原理】

刺激细胞通过丝裂霉素 C 处理或经 X 射线照射使其失去应答能力，不再增殖；未经处理的应答细胞，能识别外来刺激细胞的 HLA - D 抗原，则发生增殖。细胞在增殖过程中必须要合成 DNA，而胸腺嘧啶核苷（TdR）是合成 DNA 必不可少的原料，因此，测量用核素 ^{3}H 标记的 TdR 被结合的情况，能较精确地反映细胞的增殖。

【试剂与器材】

除双向 MLC 中使用的材料之外，还需要以下材料：丝裂霉素 C；^{3}H - TdR；闪烁液；β 液体闪烁记数器；孔径为 0.3 μm 的玻璃纤维滤纸；5% 三氯醋酸；无水乙醇。

【方法】

（1）血样采集：同双向 MLC。

（2）淋巴细胞分离：同双向 MLC。

（3）应答细胞制备：把淋巴细胞浓度调整为 0.5×10^6/mL 备用。

（4）刺激细胞制备：取浓度为 0.5×10^6/mL 的淋巴细胞悬液，加入丝裂霉素 C，使其最终浓度为 25 μg/mL，37℃ 保温 20 分钟后取出离心。沉淀用 RPMI1640 培养液洗涤 1 次，仍用含 20% 血清的 RPMI1640 培养液调整细胞浓度为 0.5×10^6/mL 备用。

（5）细胞接种与培养：各取 0.2 mL 刺激细胞和反应细胞（0.1×10^6 个），置 11 mm × 60 mm 小试管中密闭培养。如有 A、B、C 三个个体细胞，经丝裂霉素 C 处理后（作为刺激细胞）分别以 Am、Bm、Cm 表示。全部试验组合见表 8 - 3。

表 8 – 3   配组方法示例

	A	B	C
Am	AAm	BAm	CAm
Bm	ABm	BBm	CBm
Cm	ACm	BCm	CCm

方框内 AAm、BBm、CCm 为对照组，即接受自身细胞的刺激，而 ABm、BAm、CAm、ACm、BCm、CBm 为试验组，所有组合都各做三个复管。

(6)37℃培养箱中培育 5～6 天后取出。用形态法观察结果的方法见双向 MLC。

以下介绍核素法操作步骤及结果观察方法：

(7)在培养 5 天的培养物中加浓度为 25 μCi/mL 的 ^{3}H – TdR 20 μL，轻轻摇匀后继续培养 18 小时。

(8)小心地将样品全部移在用蒸馏水湿润的 49 型玻璃纤维滤纸上，用蒸馏水充分洗涤，将游离的 ^{3}H – TdR 全部洗去。

(9)加 5% 三氯醋酸 5 mL 固定细胞。

(10)加无水乙醇 2 mL 脱水脱色。

(11)将载有样品的滤纸在 80℃烤箱中烘干，冷却后放入盛有 5 mL 闪烁液的计数杯中。

(12)在 β 液体闪烁计数器中测定样品中所含 ^{3}H – TdR 掺入淋巴细胞的放射量，换算成每分钟脉冲计数 cpm(c/分钟)。

【结果】

MLC 反应结果可用闪烁器每分钟脉冲数(cpm)、刺激指数(stimulation index, SI)以及相对反应值(relative response, RR)表示。

cpm/分钟能反映 ^{3}H – TdR 掺入细胞的程度。

SI 能在一定程度上反映细胞的刺激强度：

$$SI_{AmB} = \frac{AmBcpm}{BmBcpm} \quad SI_{BmA} = \frac{BmAcpm}{AmAcpm}$$

SI_{AmB} 表示 A 细胞刺激 B 细胞的强度，SI_{BmA} 表示 B 细胞刺激 A 细胞的强度。

相对反应值 RR：因为 SI 受对照组影响较大，所以有时会造成一些假象。为了克服由对照组敏感不同所引起的误差，引出了相对反应值 RR。

$$RR\% = \frac{\text{试验 cpm} - \text{对照 cpm}}{\text{参考 cpm} - \text{对照 cpm}} \times 100\%$$

参考 cpm 可被认为是无关者刺激的结果。该值可以是实验室备有的混合刺激细胞的反应均值；也可以是三个无关刺激反应的均值；也可以是一组试验中的最高值。

【注意事项】

双向 MLC 中应注意的事项，同样适用于单向 MLC，此外还应注意：

(1)加样力求准确。在加样时，细胞悬液一定要不断摇匀，以保证复管间细胞均匀。

(2)^{3}H 放射软 β 射线，该射线穿透力较弱，用一般玻璃防护罩即可。^{3}H 污染液要倒入专用水槽通往处理池。^{3}H 污染的滤纸片集中后统一处理，一般送往山区深处掩埋。工作人员如不慎将 ^{3}H 溅在手上，应立即用大量水冲洗半小时。

第三节　DNA 分型技术

从 20 世纪 70 年代到 80 年代末期，HLA 系统研究主要是血清学研究，90年代以来，HLA 进入了分子水平研究阶段。HLA 分型技术同样经历了这一历程。建立于 60 年代的血清学及细胞学分型技术主要侧重于分析 HLA 产物特异性。1991 年第 11 届国际 HLA 专题讨论上提出了 HLA 的 DNA 分型方法，现 DNA 分型方法主要分为两种：基于核酸序列识别的方法和基于序列分子构型的方法。基于核酸序列识别的方法是有：PCR - RFLP、PCR - SSO、PCR - SSP 和 PCR - SBT。其中 PCR - SBT 测序方法是现世界卫生组织（WHO）推荐的 HLA 分型方法的"金标准"。

低分辨率分型技术主要步骤是采用序列特异性引物扩增 HLA 等位基因的特异性片段，经电泳分离，根据 PCR 结果的反应格局判断被检测标本的 HLA 等位基因型，具有通量大、正确性好的特点，这种反映了 HLA 抗原水平的等位基因类型，用于骨髓、器官移植组织配型的初筛。

HLA 高分辨分型技术是世界卫生组织认定的 HLA 分型标准。首先抽取患者和捐献者的静脉血样本，提取 DNA，测序各自 DNA 碱基的顺序，最后通过软件比对分析得出 HLA 型别。分型的作用就是要找到排列一致的样本。匹配的精度决定了患者在术后的康复效果和生存质量，决定治疗成本的关键步骤是如何快速、准确地找到与患者一致的干细胞。

HLA 高分辨分型技术与过去的低分辨分型技术相比，配型速度更快，使得移植排斥反应更小，手术成功率和术后存活率更高。

目前我国骨髓库中的 HLA 分型数据多数是低分辩分型技术获得的，并不能确保供者和患者的 HLA 真正匹配，患者往往需要和多个低分辩匹配的志愿者进行高分辨复核才能找到真正合适的供者。有的患者与数十个低分辨匹配的志愿者进行复核后，发现他们均不是合适的供者，甚至有的患者只能在 HLA 部分匹配的情况下就进行骨髓移植，导致术后出现严重的排斥反应，需要服用大量药物来维持生命。

以 PCR 为基础的 HLA DNA 分型技术可以提供比血清学分型方法更灵敏和更精确的 HLA 分型结果。

一、PCR/RFLP

聚合酶链反应限制性片段长度多态性分析（restriction fragment length polymorphisms PCR，PCR/RFLP）是在 RFLP 分析方法的基础上发展建立的一种更为简便的 DNA 分型技术。用 PCR 扩增目的 DNA，扩增产物再用特异性内切酶消化切割成不同大小片段，直接在凝胶电泳上分辨。不同等位基因的限制性酶切位点分布不同，产生不同长度的 DNA 片段条带。此项技术大大提高了目的 DNA 的含量和相对特异性，而且方法简便，分型时间短。

二、PCR/SSO

聚合酶链反应寡核苷酸探针杂交（polymerase chain reaction with sequence – specific oligo – nucleotide probe hybridization，PCR/SSO）是采用 PCR 技术，以位点间或组间特异引物扩增目的基因，其产物转移到固相支持物上，利用序列特异性寡核苷酸探针（SSO），通过 Southern 杂交的方法进行扩增片段的分析鉴定。探针与 PCR 产物在一定条件下杂交具有高度的特异性，严格遵循碱基互补的原则。探针可采用放射性核素标记（如^{32}P），通过放射性自显影方法检测；也可用非放射（如地高辛）标记进行相应标记物检测。分子杂交的模式分为正向杂交与反向杂交两种类型。PCR/SSO 是目前应用较多的一种简单、快速而又精确的 HLA Ⅰ、Ⅱ类 DNA 分型方法，能鉴定所有已知序列的 HLA A、B、DR、DQ、DP 等位基因，精确地分析 DNA 的多态性。

三、PCR/SSP

序列特异引物聚合酶链反应（polymerase chain reaction with sequence

specific primer，PCR/SSP)是根据基因座位某一碱基的差异设计一系列引物，在确定某一碱基为该等位基因所特有的基础上设计一对引物，两引物 3' 端的碱基均与等位基因特异碱基互补，特异性引物仅扩增与其相应的等位基因，而不扩增其他的等位基因。因此，PCR 扩增产物的有无是鉴定特异性等位基因的基础，这种特异性的 PCR 扩增产物可通过琼脂糖凝胶电泳检出。该方法操作简单快速，实验结果容易判断，杂合子也很易于检出，已广泛应用于 HLA 分型中。不足之处在于，为检出所有的等位基因，必须用多个引物进行扩增。PCR/SSP 技术目前广泛应用于器官移植组织配型。

四、聚合酶链反应单链构象多态性(PCR/SSCP)

聚合酶链反应单链构象多态性(polymerase chain reaction – single strand conformation polymorphism，PCR/SSCP)分析技术，是一种将变性的 PCR 扩增产物在非变性凝胶中电泳分析方法。单链 DNA 片段呈复杂的空间折叠构象，相同长度的单链 DNA 因其碱基顺序不同，甚至单个碱基不同，所形成的构象不同。空间构象有差异的单链 DNA 分子在聚丙烯酰胺凝胶中受排阻大小不同，电泳时泳动速度和迁移率也不相同。因此，通过非聚丙烯酰胺凝胶电泳可非常敏锐地将构象上有差异的分子分离。SSCP 的主要优点是简单、快速，符合法医检测方面的要求。该方法的不足是会漏检一些突变，各实验室报道的突变检出率从 35% ~95% 以上不等，而且该方法只适合检测小于 300bp 的 DNA 片段，DNA 片段较长时突变检出率降低。同时 SSCP 突变检出率受温度、凝胶浓度、缓冲液的浓度等一系列条件的影响，需多次摸索实验条件。目前一些学者采用非连续性的凝胶(Discontinuous Phase – SSCP，DP – SSCP)，MDE(Mutation Detection Enhancement)凝胶，与限制性内切酶联合使用将大片段切割为小片段后采用 CE – SSCP 技术检测。这些改进后的 SSCP 方法大大提高了该方法的突变检出率。

五、STR 基因扫描分型技术

荧光标记 STR(short tandem repeat，短串联重复序列)基因扫描(GeneScan)分析是利用荧光标记的引物在 PCR 扩增 STR 基因座位时，使 PCR 产物的一条链带上荧光标记。这种带有荧光分子的 DNA 片段在凝胶中从阴极向阳极迁移，按片段长度大小排列，当迁移到阳极端的激光扫描仪的扫描窗口，荧光染料受到激发，发出一定波长的光，按荧光强度记录下来，每一个带荧光染料的 DNA 片段电泳轨迹按各自通过激光扫描窗口的实际时间被记录下来，以荧光吸收峰来表示每一个片段。峰值越高，表示该片段量越多；峰出现的时间与片段大小有直接关系，片段越小，峰越早出现。计算机保存所有片段通过扫描窗口的实际时间及其荧光特征。根据同一泳道内标准分子量的迁移率得到每一泳道迁移的特征。最后，根据同一泳道内标的迁移率得到每一泳道迁移的标准曲线，计算出待测样品的分子量大小，其精确度为 0.5 bp。利用基因分型（Genotyper）软件将测定样品片段大小与同一凝胶的等位基因分型标准物（Ladder）进行比对，进行基因分型。此技术利用自动化程度很高的 DNA 序列分析仪完成。

实验四　提取基因组 DNA

【原理】

基因组 DNA 以从白细胞中制备最为方便。分离白细胞的方法有低渗法和右旋糖苷法，一般多采用前者。不论何种细胞中的核 DNA，制备原则相同，即要将 DNA 与蛋白质、脂类、糖类等物质分离，又要保持 DNA 的完整性。在提取 DNA 的反应体系中，SDS（十二烷基硫酸钠）将细胞膜、核膜破坏，并将组蛋白从 DNA 分子上拉开，使核蛋白与核酸分离。EDTA 抑制细胞中 DNA 酶的活性。蛋白酶 K 将所有蛋白降解成小肽或氨基酸。标本在上述反应体系中保温一定时间后，用饱和酚、氯仿抽取或用饱和醋酸钠进一步使蛋白与核酸分开，再用异丙醇将小分子与大分子分离，经过上述步骤使得 DNA 分子尽量完整地分离出来。

（一）经典法

【试剂与器材】

15 mL 塑料离心管；塑料吸头；毛细吸管；10 mL 吸管；塑料吸头；恒温水浴箱；水平离心机；抗凝全血；蛋白酶 K；10% SDS；红细胞裂解液（red cells lysis buffer, RCLB）；白细胞裂解液（white cells lysis buffer, WCLB）；TE 液；灭菌 ddH$_2$O。

【方法】

（1）5% EDTA – Na$_2$ 抗凝全血 5 mL（抗凝剂：血 = 1：5），1 500rpm 离心 5 分钟，吸取粒细胞层于另一支 15 mL 塑料离心管中。

（2）加 RCLB 10 mL，混匀，1 500 rpm 离心分钟。

（3）弃上清液，加 RCLB 5 mL，混匀，1 500 rpm 离心 5 分钟。

（4）弃上清液，加 WCLB 3 mL、蛋白酶 K（10 mg/mL）80 μL、10% SDS 50

μL，混匀，56℃~59℃水浴30分钟。

（5）加入1/4体积（750 μL）的饱和醋酸钠，剧烈震荡15秒，1 500 rpm 离心15分钟，将上清液倒入至另一支15 mL塑料离心管中。

（6）于上清中加入等体积（大约4 mL）的异丙醇，轻轻混匀，DNA呈絮状析出。将DNA吸出，放入一Eppendorf管内。

（7）用70%预冷的乙醇洗涤DNA，共3次。弃上清液，于室温放置3~5分钟，加TE液溶解DNA。（注：DNA不能过分干燥，否则极难溶解。）

（二）快速微量法

【试剂与材料】

15 mL塑料离心管；可调微量加样器；塑料吸头；恒温水浴箱；水平高速离心机；全血；蛋白酶K（10 mg/mL）；10% SDS；灭菌 ddH₂O；饱和醋酸钠；TE 液；蛋白酶K缓冲液（0.375M NaCl，0.12 M EDTA，pH8.0）；红细胞裂解液（0.32 M 蔗糖，1% Triton-100，5 mM MgCl₂，12 mM Tris-HCl，pH8.0）。

【方法】

（1）分离白细胞：5% EDTA-Na2 抗凝全血0.5 mL（抗凝剂：血=1:5），加1 mL红细胞裂解液，混匀，13 000rpm离心1分钟，弃上清液。沉淀用1 mL ddH₂O洗1遍，去上清液。

（2）蛋白质的消化：加80 μL蛋白酶K缓冲液，40μL 10% SDS，30 μL蛋白酶K，220 μL ddH₂O混匀，56℃孵育10分钟。

（3）饱和醋酸钠沉淀蛋白质：加入1/4体积（100 μL）的饱和醋酸钠，剧烈震荡15秒，13 000 rpm离心6分钟，将上清液倒入至另一 Eppendorf 管内。

（4）异丙醇沉淀DNA：加入与上清液等体积的异丙醇，轻轻混匀，DNA呈絮状析出，13 000 rpm离心1分钟，收集DNA。

（5）洗涤：用70%预冷的乙醇洗涤DNA，共3次。去上清液，于室温放置3~5分钟，加TE液50 μL（注：DNA不能过分干燥，否则极难溶解）。

实验五　PCR/SSP 技术

【原理】

序列特异引物聚合酶链反应技术（polymerase chain reaction with sequence -specific primers，PCR/SSP），是结合 HLA 核苷酸碱基序列的多态性和已知的 DNA 序列，设计各种具有型特异性、组特异性或等位基因特异性的引物，直接扩增特定 HLA 基因型别片段，通过普通凝胶电泳观察特异性 PCR 产物的格局来判断待测样品的 HLA 型别。其特异性可精确到分辨一个碱基的差异，是目前临床器官移植配型的常用方法之一。本实验是应用 PCR – SSP 方法检测 HLA – DR2 型别，内对照为人类生长激素（human growth hormone，HGH）基因特异性引物。

【试剂与材料】

PCR 扩增仪；紫外透射仪；1.5 mL 塑料离心管；可调微量加样器；塑料吸头；石蜡油；琼脂糖；电泳仪；Taq MastMix（内含 Taq 聚合酶、dNTPs 以及 PCR 缓冲液）；DR2 特异性引物；HGH 基因特异性引物；溴化乙锭；液体石蜡；DNA Marker；HLA – DR2 阳性标准 DNA；HLA – DR2 阴性标准 DNA；6 × 加样缓冲液。

【方法】

1. PCR 扩增

PCR 反应体系为 20 μl，在 0.2 mL 离心管中进行。在加入各种组分后离心，最后加入 2 滴灭菌液体石蜡油覆盖，根据所需条件设置程序开始扩增。每个实验均设 4 个组，即阳性样本对照组、阴性样本对照组、待测样本组及空白对照组（用灭菌 ddH$_2$O 代替基因组 DNA），每个组同时进行 HGH 扩增和 HLA – DR2 组特异性扩增。

PCR 反应体系如下：

2 × Taq MastMix	10 μl
HLA – DRB 上游引物（5 pmol/μl）	1 μl
HLA – DRB 下游引物（5 pmol/μl）	1 μl
HGH 上游引物（5 pmol/μl）	0.2 μl
HGH 下游引物（5 pmol/μl）	0.2 μl
基因组 DNA	1 μl
灭菌 ddH$_2$O	6.6 μl

PCR 反应条件：

预变性95℃，1分钟 ⟶ 95℃，15秒，61℃，60秒，72℃，60秒℃ ⟶ 72℃，5分钟 ⟶ 4℃保存

⊢────── 35个循环 ──────⊣

2. 扩增产物的检测

制备2%琼脂糖凝胶：称取 2 g 琼脂糖，加 100 mL 电泳缓冲液（0.5 × TBE），煮溶（充分溶解），加溴化乙锭 5 μl（10 mg/mL）。胶冷却后，取 PCR 扩增产物 10 μl 与 2 μl 加样缓冲液混匀，点于加样孔中，5 V/cm 电压，电泳 10 分钟，紫外灯下观察结果。

【结果判断】

(1) HGH 特异扩增片段长度为 458bp；HLA – DR2 组扩增特异性扩增 HLA – DR2 基因第二外显子 7~93 密码子区域，长 261bp。

(2) HLA – DR2 阳性标本中 HGH 扩增和 HLA – DR2 组扩增均有 PCR 扩增产物条带。HLA – DR2 阴性标本仅 HGH 扩增有明亮的 PCR 扩增产物条带。

(3) 空白对照孔无论 HGH 扩增、还是 HLA – DR2 组扩增，均无任何 PCR 产物。

【临床意义】

(1) HLA 基因分型可用于人类学的研究。

(2) 应用于器官移植配型。

(3) 研究其与疾病的关联性。

(4) 应用于亲子鉴定。

实验六　PCR/SSCP 技术

【原理】

聚合酶链反应单链构象多态性(polymerase chain reaction – single strand conformation polymorphism, PCR/SSCP)分析技术，是一种将变性的 PCR 扩增产物在非变性凝胶中电泳分析方法。通过 PCR 扩增包括单个碱基置换部位及两侧 DNA 片段，变性后进行 SSCP 分析，在非变性聚丙烯酰胺凝胶电泳中，靶 DNA 中发生的碱基改变会出现泳动移位。因此，在进行器官移植配型时，供受者的 SSCP 带型一致者，其 HLA 基因相匹配，而电泳带型出现差异者，则不匹配。该方法甚至可分辨出单个碱基的差异，能有效地检出基因点突变和 DNA 的多态性，有利于探测新的基因。

【试剂与仪器】

DNA 提取及 PCR 扩增材料见本节实验四和实验五。凝胶电泳及银染材料如下：

丙烯酰胺(acrylamide)；双丙烯酰胺(bis – acrylamide)；过硫酸胺；TEMED；TBE 缓冲液；上样缓冲液(95% 甲酰胺, 20 mmol/L EDTA pH8.0, 0.05% 溴酚蓝, 0.05% 二甲苯菁)；10% 冰醋酸；30% 乙醇；3.8% 硝酸银；2.5% 碳酸钠；0.3% 甲醛。

【方法】

(1)DNA 抽提:见基因组 DNA 的抽提。

(2)目的片段扩增:通过 PCR 扩增特异性基因片段。

1)反应体系(20 μL):1 × PCR 缓冲液,1U DNA 聚合酶,10 pmol 引物,200 μmol/L dNTP,200 ng 基因组 DNA,混合均匀后加液体石蜡 30μL 覆盖,防止水分蒸发。

2)将样品置 PCR 仪中完成扩增反应,变性、退火、延伸的温度、时间及 Mg^{2+} 的浓度随扩增引物及扩增片段的不同而改变。

(3)扩增产物变性:取 PCR 扩增产物 6 μL,加等体积载样缓冲液(95% 甲酰胺,20 mmol/L EDTA,0.1%溴酚蓝),95℃变性 7 分钟,迅速置冰浴骤冷 10 分钟。

(4)非变性聚丙烯酰胺凝胶电泳:

在小于 100 Kb 长度的情况下,DNA 片段长度与丙烯酰胺的浓度选择如表 8 - 4:

表 8 - 4　DNA 片段长度与丙烯酰胺浓度关系

DNA 片段长度(核苷酸数)	丙烯酰胺(%)
1 Kb ~ 700 bp	3.5
700 bp ~ 500 bp	5
500 bp ~ 200 bp	8
200 bp	12

1)制备聚丙烯酰胺凝胶:按上表配制所需的胶液,将梳子插入制胶模,从梳子一端注入胶液,当胶液快到梳齿时,使模子向加胶端倾斜,继续慢慢注胶,防止气泡形成,室温放置 1 小时使之凝固。拔掉梳子,顶部加入 1 × TBE 封闭,备用。

2)电泳:将变性扩增产物全部加入梳齿孔中,4℃ ~ 15℃下电泳。开始在 300 V 电压下电泳 5 分钟,然后在 120 V 电泳 8 小时,取下凝胶,将其浸在含 0.5 μg/mL 溴化乙锭的 1 × TBE 缓冲液中染色 30 ~ 45 分钟,在紫外灯下观察,或进行银染。

(5)银染:

1)PCR 产物电泳后,取出凝胶床,撬去黏附的玻璃板,将凝胶浸在固定

液(30% 乙醇和 10% 冰醋酸)中 30 分钟;

2)用双蒸水漂洗 2 次,10 分钟/次;

3)0.1% AgNO$_3$ 溶液染色 20 分钟;

4)用双蒸水漂洗 2 次,10 分钟/次;

5)2.5% NaCO$_3$、0.03% 甲醛液显色,至褐色清晰带型出现,以 10% 冰醋酸终止反应。

【结果判断】

(1)器官移植时,供、受者的 SSCP 带型一致者,其 HLA 基因相匹配,而电泳带型出现差异者,则不匹配。

(2)进行基因点突变检测时,若发现单链 DNA 带迁移率与正常对照的相比发生改变,就可以判断该链构象发生改变,进而推断该 DNA 片段中有碱基突变。

【注意事项】

(1)为了使单链 DNA 保持一定的稳定立体结构,SSCP 应在较低温度下进行,一般在 4℃~15℃之间。

(2)为了保证实验结果的重复性,电泳的电压和温度应保持不变。

(3)一般要求电泳长度在 16~18 cm 以上,以保证正常链与突变链能有效地分离开。

实验七　PCR/SSO 技术(正向杂交)

【原理】

聚合酶链反应寡核苷酸探针杂交(polymerase chain reaction with sequence – specific oligo – nucleotide probe hybridization,PCR/SSO),是将 PCR 扩增产物经 0.4 M NaOH 溶液变性后,固定于硝酸纤维素膜或尼龙膜上,用核素(^{32}P)或非核素(地高辛、HRP)标记的序列特异性寡核苷酸探针在适当温度下作斑点杂交,根据不同的标记物采用相应的检测方法显现杂交信号,由此判断待测样本的基因型别。

【试剂与材料】

PCR 扩增产物;硝酸纤维素膜或尼龙膜;塑料袋;点膜器;烤箱;T$_4$ 多核苷酸激酶;[γ–^{32}P]ATP;SSO 探针;杂交缓冲液(6×SSPE,5×Denhardt,0.5% SDS);10×SSPE 缓冲液;SDS;NaOH;温箱;恒温摇床;–70℃冰箱;X 线胶片;暗盒。

【方法】

(1)PCR 扩增等位基因,方法同本章实验六。

(2)制点。

1)将尼龙膜裁剪成所需大小,浸于温水中预温 5 分钟,再于 10×SSPE 中浸泡 15 分钟。

2)60℃干燥尼龙膜(约 30 分钟),放入点膜器中。

3)按标本顺序点样,每点加 2~3 μL 扩增产物。

4)室温干燥尼龙膜。

5)将尼龙膜放入 0.4 M NaOH 溶液中变性 5 分钟。

6)再浸入 10×SSPE 中 10 分钟。

7)将膜取出置于滤纸上,吸去多余的液体,80℃烤膜 1 小时或 254 nm 紫外灯照射 5 分钟,充分干燥尼龙膜,装入塑料袋备用。

(3)32P 标记寡核苷酸探针。

反应体系如下:

SSO	5~10 pmol
10×Kinase Buffer	2.5 μl
$[\gamma-^{32}P]$ATP	20~25 μCi(act>7000 Ci/mmoL)
T_4 多核苷酸激酶	10~20U
ddH_2O 加至	25 μl

37℃孵育 30~40 分钟,加入 1 μL 0.5 M EDTA(pH8.0)终止反应。标记的探针可直接使用。

(4)预杂交:装有点好的尼龙膜的塑料袋中加入 10 mL 杂交液,封口,42℃摇床预杂交 2 小时。

(5)杂交:剪开塑料袋一角,加入^{32}P 标记的 SSO 探针 0.5 pmoL/L 杂交液,封口,42℃水浴摇床震荡 2~16 小时。

(6)洗膜:

1)取出膜,于 100 mL 2×SSPE/0.1% SDS 中室温洗膜 10 分钟×2 次。

2)于 100 mL 6×SSPE/1% SDS 中在探针 Tm 温度下洗膜 10 分钟×2 次(Tm=4×SSO 中 GC 的数量+2×SSO 中 AT 的数量)。

(7)放射自显影及结果分析:

1)取出杂交膜置于滤纸上,吸去多余的液体,放入塑料袋内,室温下加增感屏后暴露在 X 线胶片上。

2)暗盒置 -70℃放射自显影 1~5 小时或过夜。

3)经显影定影,根据杂交结果分析 HLA 的等位基因。

【注意事项】

(1)80℃干燥尼龙膜的时间不宜过长,以免将尼龙膜烤碎。

(2)制点时 DNA 样本的量不宜太大,以免出现假阳性。

(3)注意放射性防护,避免核素污染。

(4)严格控制洗膜的条件,洗膜应充分,以减轻非特异性结合和降低本底着色。

(5)杂交液、洗膜液最好在临用前配制。

第九章　细胞凋亡检测技术

细胞凋亡(Apoptosis)，又称程序性细胞死亡(Programmed Cell Death，PCD)，是指细胞在一定的生理或病理条件下，遵循自身程序发生的一种细胞死亡过程，是一个主动的、高度有序的、基因控制的、一系列酶参与的过程。细胞凋亡是机体维持自身稳定、保证组织器官正常发育和代谢的一种生理机制。细胞凋亡也参与某些病理过程，例如肿瘤、自身免疫性疾病、病毒感染和神经退化性疾病等。免疫系统中也时刻发生着细胞凋亡。例如胸腺细胞的双重选择、生发中心的发育、杀伤细胞对靶细胞的杀伤、衰老与突变细胞的消亡、免疫应答后期效应细胞的清除等。因此，有关凋亡的研究在临床和基础等各个领域已经广泛开展，细胞凋亡的检测方法显得非常重要。

细胞凋亡可由多种因素诱导发生，如：细胞因子、激素、毒素、病毒、放射线、化疗药物等。凋亡相关基因如 ced 基因家族、bcl – 2 基因家族、p53 基因等通过信号转导途径调控细胞凋亡。细胞凋亡的信号转导通路主要由死亡受体途径和线粒体途径介导，最后激活执行死亡功能的 caspase 蛋白酶系统而导致细胞凋亡。

细胞凋亡与坏死(necrosis)是两种完全不同的细胞死亡形式，在细胞形态学、生物化学和分子生物学上都有差别。因此根据凋亡细胞的结构与功能的改变，或者是形态学、生物化学和分子生物学等方面的改变，借助于显微镜、生物化学、免疫化学、组织化学和分子生物学技术以及流式细胞术等技术发展了大量检测细胞凋亡的方法。其中不少已经有商品化的产品出现。应根据检测标本特点、病变的特点、各种方法的原理及应用范围，选择多种适当的方法综合检测细胞凋亡，以提高检测的准确率。

第一节　细胞凋亡的形态学检测方法

根据凋亡细胞固有的形态特征，设计了不同形态学检测方法。既可使用显微镜直接动态观察细胞结构的变化和凋亡现象，也可以利用一些染料对细胞进行染色，观察其形态学特征。形态学检测是鉴定细胞凋亡最可靠的方法之一。

一、倒置显微镜和光学显微镜观察

细胞凋亡时形态发生明显的变化，如细胞体积缩小，细胞膜出现皱缩，细胞膜气泡化或类似出芽状态，以及众多的游离小囊泡样结构，即"凋亡小体"。如果是贴壁细胞，则细胞出现皱缩、变圆或脱落悬浮。因此，可借助倒置显微镜直接观察凋亡细胞，也可用吉姆萨染色、瑞氏染色、结合光学显微镜观察到凋亡细胞的染色质浓缩、边缘化，核膜裂解、染色质分割成块状和凋亡小体等典型的凋亡形态。

二、荧光显微镜观察

经 DNA 特异性染料染色后，用荧光显微镜观察细胞核染色质的形态学改变，以评判细胞的凋亡。

常用的 DNA 特异性染料有：Hoechst 33342、Hoechst 33258、DAPI。三种染料与 DNA 的结合是非嵌入式的，主要结合在 DNA 的 A－T 碱基区。紫外光激发这些染料发射明亮的蓝色荧光。

其他与 DNA 亲和的荧光染料也可以用于凋亡细胞形态学观察，如吖啶橙、碘化丙啶、溴化乙啶等。

细胞凋亡过程中细胞核染色质的形态学改变分为三期：Ⅰ期的细胞核呈波纹状（rippled）或呈折缝样（creased），部分染色质出现浓缩状态；Ⅱa 期细胞核的染色质高度凝聚、边缘化；Ⅱb 期的细胞核裂解为碎块，产生凋亡小体。

三、电子显微镜观察

凋亡细胞经特殊固定后，细胞可被醋酸铀及枸橼酸铅重金属染色，细胞不同结构结合的重金属量不同，在被透射电镜电子束照射时，密度大、吸附重金属多的结构呈暗像，在电镜照片上呈黑色或深灰色，称该结构电子密度高；反之呈浅灰色，称该结构电子密度低。由于电镜是以电子束代替可见光，以电磁透镜代替光学透镜，所以观察图像的放大倍数及分辨率均远远超过光学显微镜，通过电镜可以更清楚地观察到细胞形态及超微结构的变化。电镜形态学观察是迄今为止判断凋亡最经典、最可靠的方法，被认为是确定细胞凋亡的金标准。

实验一　苏木素－伊红染色法(HE 染色法)

【原理】

苏木素容易被氧化,其氧化产物苏木红与铝结合形成一种带正电荷的蓝色色精,吸附于带负电荷的脱氧核糖核酸根而使细胞核染色。染色后必须进行分化(differentiation)和蓝化(bluing)处理。所谓分化,就是用某些试剂,将过度染色的或不需着色的组织成分上的颜色除去。所谓蓝化是指用明矾苏木素液深染细胞核后,通过盐酸乙醇分化,切片从酸性环境中(此时,切片呈红褐色)转移至流水中使之变蓝的过程。

伊红 Y(四嗅荧光素二钠盐)是一种酸性染料,可使细胞的胞浆染成粉红色。常用作苏木素的衬染剂。

【试剂与材料】

苏木素液,伊红 Y 染色液,盐酸乙醇分化液,二甲苯,95% 乙醇,100% 乙醇,4% 甲醛,光学显微镜。

【方法】

(1)取小鼠胸腺细胞,经过剪切、碾磨处理后,用 RPMI1640 培养基调细胞浓度至 2×10^6/ mL,加地塞米松(4 μg/mL)诱导凋亡,37℃ 5% 二氧化碳培养箱中培养 5 小时。

(2)收集细胞,PBS 洗 1~2 次,调整细胞数为 $(1~5) \times 10^4$/ mL。

(3)取 100 μl 细胞涂片。

(4)4.4% 甲醛常温下固定 5~10 分钟。

(5)苏木素染色 5 分钟,自来水洗 1 分钟。

(6)盐酸乙醇分化 30s(提插数下)。

(7)自来水浸泡 15 分钟 或温水(约50℃)5 分钟。

(8)置伊红液 2 分钟。

(9)常规脱水,透明,封片:95% 乙醇(Ⅰ)1 分钟 → 95% 乙醇(Ⅱ)1 分钟 →100% 乙醇(Ⅰ)1 分钟 →100% 乙醇(Ⅱ)1 分钟 →二甲苯石碳酸(3:1)1 分钟 →二甲苯(Ⅰ)1 分钟 →二甲苯(Ⅱ)1 分钟 →中性树脂封固。

(10)光学显微镜下观察。

【结果】

光学显微镜下细胞核呈蓝黑色,胞浆呈粉红色。正常细胞染色体显均匀淡蓝色或蓝色;凋亡细胞核固缩、碎裂、染色变深;而坏死细胞肿胀,可见细胞膜的连续性破坏，核染色体染成很淡的蓝色，甚至核染色消失而呈均质红染的无结构物质。

【注意事项】

(1)分化时间要恰当掌握，可镜下观察着色情况。

(2)透明要充分。

(3)用稠度适宜的中性树脂湿封载玻片。

实验二　吖啶橙/EB 双染色法

【原理】

根据细胞核结构、细胞膜完整性不同，可以被吖啶橙(AO)和溴化乙啶(EB)混合荧光染料染成不同颜色。AO 能透过胞膜完整的细胞，嵌入细胞核 DNA，使细胞发出绿色荧光；溴化乙锭(EB)仅着染死细胞，可使 DNA 染成桔红色，而仅很弱地结合 RNA 使之呈红色。因此将吖啶橙和溴化乙锭混合使用，可根据两种染料的吸收情况鉴定死细胞和活细胞。

【试剂与材料】

吖啶橙、溴化乙锭、玻片、盖玻片、荧光显微镜。

【方法】

(1)取 100 μg/mL 吖啶橙与 100 μg/mL 溴化乙锭混合(分别用 PBS 配制)。

(2)制备凋亡小鼠胸腺细胞和相应阴性对照细胞，细胞浓度为 $2 \times 10^6/mL$。

(3)取 90 μl 细胞悬液加入 10 μl 混合染液中，轻轻摇匀，室温 5～10 分钟。

(4)取 10 μl 此混悬液滴于洁净玻片上，直接用盖玻片封片，在荧光显微镜下观察。

【结果】

在荧光显微镜下，活细胞呈红色胞浆和均匀黄绿色胞核，而死细胞无红色胞浆，胞膜破损，核膜完整，胞核呈明亮的橘红色。早期凋亡细胞，核染色质着绿色呈固缩状或圆珠状；晚期凋亡细胞，核染色质为橘红色并呈固缩状或圆珠状。计算凋亡细胞、坏死细胞、死细胞百分率方法是：

$$凋亡指数(\%) = \frac{活的凋亡细胞数 + 死的凋亡细胞数}{计数的细胞总数} \times 100\%$$

$$坏死细胞百分率 = \frac{具正常细胞核的死细胞(死细胞中除去凋亡核者)}{计数的细胞总数} \times 100\%$$

$$死细胞百分率 = \frac{死细胞总数(坏死细胞数 + 死的凋亡细胞数)}{计数的细胞总数} \times 100\%$$

实验三　Hoechst 33258 染色法

【原理】

Hoechst 33258 为特异性 DNA 荧光染料，与 A – T 碱基结合，这种染料对死细胞或经 70% 冷乙醇固定的细胞可立即染色。而活细胞的着色是渐进性的，在 10 分钟内可达细胞内。Hoechst 33258 被激发光激发后可发出蓝色荧光。因此，被 Hoechst 33258 标记的凋亡细胞染色质浓缩，细胞核荧光强度大，碎裂的细胞核呈现大小不一的荧光斑块；而未被作用的细胞则染色质疏松均匀，细胞核染色均匀，荧光相对较弱。

【试剂与材料】

(1) Jurkat 细胞株。

(2) 含 10% FBS 的 RPMI1640 培养液。

(3) 放线菌素 D。

(4) 20 μg/mL Hoechst 33258、PBS 溶液。

(5) 主要设备：二氧化碳培养箱、超净工作台、荧光显微镜及离心机等。

【方法】

(1) 于 24 孔培养板中加 Jurkat 细胞 1 mL，补加含 10% FBS 的 RPMI1640 培养液 1 mL，加入放线菌素 D，终浓度为 10 μg/mL，37℃、5% 二氧化碳培养。阴性对照组：不加放线菌素 D。

(2) 细胞置二氧化碳培养箱中培养 6 小时，在倒置显微镜下直接观察细胞凋亡。细胞发生凋亡后，以 5 000 rpm 离心 10 分钟，弃上清液 100 μL，余液重新悬浮后涂片，室温晾干。甲醇固定 3 分钟，晾干。

(3) 细胞涂片用 PBS 浸泡 3 分钟，滴加 Hoechst33258 染液 3 滴，室温避光染色 10 分钟，用水洗涤 3 次，每次 3 分钟。最后用 50% 甘油封片，在荧光显微镜下观察细胞形态变化并拍照。

【结果】

放线菌素 D 可导致细胞凋亡。在荧光显微镜下，可观察到凋亡细胞因核固缩，染色质浓缩，荧光强度增强，破裂的细胞核呈现大小不一的荧光斑块；而未被作用的细胞则染色质疏松、均匀，细胞核染色均匀，荧光相对较弱，细胞大小一致。

【注意事项】

（1）Hoechst 33258 为荧光染料，易淬灭。染色及洗涤过程应尽量避光。在显微镜下观察时应尽量缩短观察时间。

（2）如果有条件可以在封片剂中加抗荧光猝灭剂以延长荧光显示时间。

（3）Hoechst 33258 为特异性 DNA 染料，与 A‐T 键结合，但在 pH2.0 环境下则优先与 RNA 结合，染色 DNA 时应调整染液的 pH 至 7.0，这种染料不溶于磷酸缓冲液；所以配制时必须先以蒸馏水溶解配成储存液在 4℃中避光保存。

第二节　细胞凋亡检测的生物化学检测方法

细胞凋亡时产生一系列的生化改变，如出现 DNA Ladder、3′‐OH 末端的形成、细胞色素 C 的释放及 caspase 的活化等。因此可用其特有的生化改变来检测细胞凋亡的发生。琼脂糖凝胶电泳法、原位末端标记法、ELISA 法、免疫印迹法等，这些方法具有很高的特异性和敏感性，特别是与其他方法（如流式细胞仪术）结合后，可以对细胞凋亡进行定性和定量的研究。

一、凋亡细胞核 DNA 片段检测

1. 琼脂糖凝胶电泳

细胞凋亡最显著而具特征性的生化特征是 DNA 降解为大约由 180～200bp 或其多聚体组成的寡核苷酸片段，琼脂糖凝胶电泳可见特征性的"梯状（Ladder）"带。这是判断细胞有无凋亡发生的一种简便方法，但有以下缺点：特异性较差，特征性的 180～200 bpDNA 梯带的出现并非凋亡所独有，另外在某些罕见的情况下细胞发生凋亡可无 DNA 断裂；不能提供单个细胞或相关细胞的组织学定位或细胞分化等凋亡信息；不能进行准确定量，只能进行半定量；灵敏性较差，要求所测标本细胞数在 1×10^6 以上才能使电泳清晰；适用于只含有单一细胞成分标本的测定，对组织细胞组成复杂者，不能确定凋亡发生于哪类细胞。

2. ELISA 方法

是定量检测细胞凋亡的免疫化学法，其基本原理是利用夹心 ELISA 方法检测由组蛋白及 DNA 片断形成的核小体。在微定量板上吸附抗组蛋白抗体，加入细胞裂解后离心所得的含有核小体的上清液，核小体上的组蛋白与包被的抗组蛋白抗体结合；加入辣根过氧化物酶标记的抗 DNA 抗体，与核小体上的 DNA 结合；加酶的底物，测光吸收值。其优点：无需使用放射性核素；可对细胞凋亡进行定量检测；抗组蛋白抗体无物种的特异性，可用于各种物种的细胞凋亡的检测；敏感性高，所需细胞数少，可检测低至 $5 \times 10^2/mL$ 的凋亡细胞。

3. 原位末端标记法(In Situ End – Labeling, lSEL)

基本原理是将渗入到凋亡细胞中的外源性核苷酸在酶的催化下与凋亡细胞内源性核酸酶激活而产生的单股或双股断链相结合，再通过一定的显示系统使之显示。通常有两种方法：一种是 DNA 聚合酶 I 或 Klenow 大片段介导的原位缺口平移(In Situ Nick Translation, ISNL)法，另一种是末端脱氧核糖核酸转移酶(terminal deoxynucleotidyl transferase, TdT)介导的 dUTP 缺口末端标记技术(TUNEL)。ISNL 是利用 DNA 聚合酶将带有标记物的外源掺入的核苷酸整合到凋亡细胞内断裂的 DNA 3′ – 羟基末端，通过合适的显示系统，观察是否有核苷酸掺入到 DNA 的断端。TUNEL 法是原位检测细胞凋亡最为敏感、快速、特异的方法，介导反应的酶是 TdT，该酶能将带有标记物的外源性核苷酸无需 DNA 模板直接连接到凋亡细胞 DNA 断裂的 3′ – 羟基末端上。ISEL 法并非比形态学判断细胞凋亡更敏感，但该法最大优点是便于检测，特别在凋亡细胞较少，且散在分布于组织中，周围组织含有较多多形核细胞，以及肿瘤组织核分裂相细胞数较多时，ISEL 检测法可将凋亡细胞核染成棕色，便于识别。

二、凋亡细胞中活化的 caspase 检测法

细胞凋亡是通过细胞内特殊的蛋白酶(caspase)进行的。细胞凋亡的信号传导途径主要有两条：死亡受体途径和线粒体途径。死亡受体配体(如 TRAIL、Fas 及其功能性抗体等)通过与细胞膜表面的死亡受体等结合形成了诱导死亡信号传导复合体(DISC)激活起始酶 capase8，caspase8 激活 caspase3 等效应酶，caspase3 等效应酶将细胞内的结构蛋白和功能蛋白水解，甚至激活其他蛋白酶以及核酸内切酶等，从而产生细胞凋亡的生物学效应。一些化疗药物等则主要影响线粒体细胞凋亡信号传导途径，如顺铂及阿霉素等通过一定的机制使线粒体的膜结构受到损伤，从而释放细胞色素 C、凋亡诱导因子 – 1(Apaf – 1A)、caspase9 酶原、凋亡诱导因子(AIF)、核酸内切酶 G 以及 Smac 等众多与细胞凋亡有关的因子，细胞色素 C 以及 Apaf – 1 与 caspase9 酶原结合构成凋亡体(apoptosome)激活起始酶 caspase9，caspase9 进而激活

caspase3 等效应酶,从而产生细胞凋亡的生物学效应。死亡受体细胞凋亡途径激活的 caspase8 可作用于 Bcl－2 家庭的促细胞凋亡成员 Bid 裂解为 tBid,tBid 作用于线粒体导致线粒体膜受到损伤,从而激活线粒体细胞凋亡途径。正常情况下,细胞内的 caspase 是以没有活性的酶原形式(pro－caspase)存在,因此通过免疫印迹技术可以有效地检测细胞凋亡过程中 caspase 激活情况,分析细胞是否发生凋亡以及细胞凋亡通过何种细胞凋亡信号传导途径。

此外,也可以通过酶学方法测定 caspase 活性,了解哪些 caspase 被激活以及酶活性的强弱等。而且,也可以通过抗体对细胞内的 caspase 进行荧光标记,利用流式细胞术对凋亡细胞进行分析。

三、凋亡细胞细胞色素 C 释放的测定

正常情况下,细胞色素 C 主要分布于线粒体,细胞浆中没有细胞色素 C,但是当线粒体膜受到损伤,细胞色素 C 则释放到细胞浆中。因此,通过免疫印迹技术检测线粒体对细胞色素 C 释放情况,分析细胞是否发生凋亡以及诱导细胞凋亡的信号传导途径。

实验四 琼脂糖凝胶电泳检测凋亡细胞的 DNA ladder

【原理】

在细胞凋亡过程中,可发生特异性级联生化反应,其中最具特色的是 Ca^{2+}、Mg^{2+} 离子依赖的内源性核酸内切酶激活,使 DNA 链在核小体单位之间连接处断裂,形成 180～200bp 整数倍的寡核苷酸片断。将 DNA 抽提出来进行琼脂糖凝胶电泳,即可出现梯状电泳图谱(DNA Ladder)。而坏死细胞在损伤因子作用下导致 DNA 无规律断裂,并伴组蛋白的降解,故在凝胶电泳时出现模糊、弥散膜状条带。琼脂糖凝胶电泳检测 DNA 片段是检测凋亡最常用的生物化学方法。

【试剂与材料】

(1)凋亡细胞。

(2)蛋白酶 K(50 mg/mL)。

(3)细胞裂解液(10 mmoL/L Tris－HCl pH8.0, 10 mmo L/L NaCl, 10 mmoL/L EDTA, 1% SDS)。

(4)8 mol/L KAC。

(5)70% 乙醇。

(6)氯仿。

(7)无水乙醇。

(8)0.9% NaCl。

(9)无菌双蒸水。

(10)2%琼脂糖凝胶。

(11)恒温水浴箱、二氧化碳培养箱、超净工作台、离心机、水平电泳槽及电泳仪、凝胶图像分析系统等。

【方法】

(1)获取小鼠胸腺细胞：处死小鼠，获取胸腺细胞，Hank's 液洗涤 1 次，在 5 mL Hank's 液中碾磨，转入中试管，静置 5 分钟，将上清液转入 5 mL 离心管 1 000 rpm 离心 8 分钟；RPMI1640 洗涤 1 次，计数，RPMI1640 培养基调整细胞终浓度为 2×10^{6}/mL。

(2)诱导细胞凋亡：将胸腺细胞种入 24 孔板，1 mL/孔，设置两组：加 50 mg/孔地塞米松的凋亡诱导组，不加药物的阴性对照组。37℃ 5% 二氧化碳培养箱作用 3~4 小时后，收集细胞，用 70% 乙醇 -20℃固定 2 小时。

(3)抽提 DNA：

1)裂解细胞消化蛋白质：PBS 洗涤乙醇固定的胸腺细胞 1 次，去上清液，加 40 mL 10% SDS，80 mL 蛋白酶 K 缓冲液，充分摇匀后再加 30 mL 蛋白酶 K，220 mL ddH$_2$O 混匀，置 56℃水浴消化 30 分钟。

2)饱和醋酸钠沉淀蛋白质：加入 1/4 体积(110 μL)的饱和醋酸钠，剧烈震荡 15 秒，13 000 rpm，离心 5 分钟，将上清液倒入至另一 Eppendorf 管内。

3)沉淀 DNA：加入与上清液等体积的异丙醇，轻轻混匀，DNA 呈絮状析出，13 000 rpm 离心 30 秒钟，收集 DNA。用预冷的 70% 乙醇洗涤 DNA 3 次。

(4)溶解 DNA：加 50 mL 无菌双蒸水，37℃溶解 DNA。

(5)5.2%琼脂糖凝胶电泳 80V 2 小时。置凝胶成像系统中拍照分析。

【结果】

凋亡细胞 DNA 提取物在电泳后呈现典型的 DNA 阶梯状条带，正常细胞 DNA 提取物在点样附近呈现出一条宽带，坏死细胞则为弥散状条带。

【注意事项】

(1)制备小鼠胸腺细胞悬液时，注意将组织去除干净。

(2)样本须先经 70% 乙醇固定，以防止抽提出降解的 DNA，70% 乙醇、无水乙醇均应储存在 -20℃预冷。

(3)蛋白酶 K 储存液浓度为 2 mg/mL，临用前用缓冲液作 10 倍稀释成

100 mg/mL。

（4）8 mol/L KAc 置4℃保存。

（5）抽提蛋白时应用力摇匀，吸移上清液时注意不要将蛋白层吸动，以免蛋白质污染。

（6）溶解 DNA 时，可根据 DNA 量的多少加适量的水溶解，溶解的时间尽可能长些，以便 DNA 溶解充分。

（7）氯仿具有一定的挥发性，对身体有一定的危害，操作时应在通风橱中进行。凝胶中含有强致癌物溴化乙锭，应有相应的生物保护措施。

（8）电泳时，尽可能保持低电压状态，电泳时间相应长些。

（9）电泳时上样量一定要合适，否则量少电泳不出条带，量多则荧光太强条带分辨不清。

（10）DNA ladder 是一种简单而可靠的定性方法，但该方法的结果取决于样本中凋亡细胞的数量，当凋亡细胞数少于待测细胞总数的10%时，难以出现明显的 DNA ladder。

实验五　免疫印迹法检测凋亡细胞中活化的 caspase

【原理】

Caspase 家族在凋亡信号传导途径中起着非常重要的作用，其中活化的 caspase-3 为关键的凋亡执行分子。静息状态下，细胞内的 caspase 以没有活性的酶原形式（pro-caspase）存在，因此通过免疫印迹技术可以有效地检测细胞凋亡过程中 caspase 激活情况，分析细胞是否发生凋亡以及激活的细胞凋亡信号传导途径。

【试剂与材料】

（1）Jurkat 细胞株。

（2）含10% FBS 的 RPMI1640 培养液。

（3）重组人可溶性 TRAIL（rhTRAIL）。

（4）细胞裂解液（20 mmoL/L Tris-HCl（pH7.5），150 mmoL/L NaCl、1% SDS、10% glycerol、1 mmoL/L Na_3VO_4、50 mmoL/L NaF、100 mmoL/L PMSF、5 μg/mL aprotinin、10 μg/mL leupeptin、5 μg/mL pepstatin A、2 μg/mL chymostatin）。

（5）SDS-PAGE 上样缓冲液（5×）。

（6）BCA 法蛋白质浓度测定试剂盒。

（7）显影定影试剂盒、化学发光试剂盒。

（8）柯达 X – OMAT BT 胶片。

（9）广谱 caspase 抑制剂 Z – VAD – FMK。

（10）鼠抗人 caspase8 单克隆抗体，鼠抗人 caspase9 单克隆抗体，鼠抗人 caspase3 单克隆抗体，鼠抗人 caspase7 单克隆抗体、HRP 标记的羊抗鼠 IgG。

（11）PVDF。

（12）主要设备：台式低温高速离心机，荧光及化学发光凝胶图像分析系统，垂直板电泳仪及转印电泳仪。

【方法】

（1）Jurkat 细胞于 25 mL 培养瓶中培养，3×10^6/瓶，加入 rhTRAIL，使终浓度为 500 ng/mL，总体积为 5 mL，于 37℃ 作用培养，作用不同时间收集细胞。设置阴性对照组：不加 rhTRAIL 处理。

（2）收集每瓶所有细胞，离心弃上清液，每管加 0.5 mL 细胞裂解液并经反复冻融裂解细胞。20 000 rpm 离心 10 分钟，取上清液。

（3）利用 BCA 法测上清液蛋白含量。

（4）按常规 SDS – PAGE 电泳方法操作。凝胶交联度为 15%，每个泳道上样 20 μg 总蛋白。

（5）按照常规的 Western blot 方法将凝胶上蛋白电转移到 PVDF 膜上。

（6）按照常规的 Western blot 方法进行免疫染色。首先封闭 PVDF 膜，与相应的一抗温育，再与酶标二抗结合，进而化学发光试剂盒显色，最后可直接用化学发光凝胶图像分析系统进行观察及拍照。或者经曝光、显影及定影后，用凝胶成像分析系统记录结果并分析。

【结果】

结果显示活化的 caspase8、caspase9、caspase3 及 caspase7 蛋白带，检测的蛋白量具有时间依赖性。表明 TRAIL 可以通过细胞内外两条细胞凋亡途径有效地诱导 Jurkat 细胞凋亡。

【注意事项】

（1）细胞裂解时，裂解液一定要加入蛋白酶抑制剂以避免蛋白酶对靶蛋白的降解。PMSF 降解快，要临用前加。

（2）上样前一定要对上清液中的蛋白质进行定量。细胞裂解液的某些成分会对蛋白质定量产生影响，不同裂解液要用不同的蛋白质检测方法。

（3）要保证每个泳道的蛋白质上样量一致。

（4）caspase 分子量比较小，在转膜时要使用低电流。

（5）二抗稀释液中不能有叠氮钠，以免影响 HRP 酶活性。

（6）洗涤要充分，洗涤液中要加吐温 –20。

（7）使用化学发光试剂盒要注意避光。

第三节　原位末端转移酶标记技术

凋亡细胞的细胞核浓缩，染色质断裂，因此在染色质 DNA 分子上双链或单链上产生一系列的 DNA 3′– OH 末端缺口。正常细胞以及正在增殖的细胞几乎没有 DNA 的断裂，所以没有 3′– OH 形成。因此，在脱氧核糖核苷酸末端转移酶（terminaldeoxynucleotidyl Transferase，TdT）的作用下，可将荧光素、过氧化物酶、碱性磷酸化酶或生物素标记的脱氧三磷酸尿苷（deoxyuridinetriphate，dUTP）连接到凋亡细胞染色质 DNA 的 3′– OH 末端，经激发光激发或酶联反应可以检测细胞的凋亡情况。此方法习惯称为末端脱氧核糖核苷酸转移酶介导的缺口末端标记法（terminal-deoxynucleotidyl Transferase Mediated Nick End Labelling，TUNEL）。

TUNEL 法连接核苷酸不需要模板，灵敏度远高于一般的组织化学测定法。原位末端标记技术实际上是分子生物学与形态学相结合的研究方法，对完整的单个凋亡细胞核或凋亡小体进行原位染色，能准确的反映细胞凋亡最典型的生物化学和形态特征。可用于石蜡包埋组织切片、冰冻组织切片、培养的细胞和从组织中分离的细胞的细胞凋亡的检测，因而在细胞凋亡的研究中应用十分广泛。

TUNEL 法主要应用的是荧光标记法和酶标记法。

实验六　荧光标记 TUNEL 检测法

【原理】

凋亡细胞由于内源性核酸内切酶的激活，可将 DNA 切割成许多双链 DNA 片段以及高分子量 DNA 单链断裂点（缺口），暴露出大量 3′– 羟基末端，如用末端脱氧核苷酸转移酶（TdT）将荧光素标记的 dUTP 进行缺口末端标记，经激发光激发后可原位特异地显示凋亡细胞。

【试剂与仪器】

（1）采用德国 Boehringer – Mannheim 公司 In Situ Cell Death Detection 试剂盒，或美国 Oncor 公司 ApopTag™试剂盒，包括：

1)生物素标记的 – dUTP（Biotin – dUTP）或地高辛标记的 – dUTP（Digoxingenin – ll – dUTP）1 nmol/μl。

2)TdT 酶(25 U/μL)。

3)反应缓冲液。

4)洗涤缓冲液。

5)异硫氰酸荧光素(FITC)标记的亲合素或链霉亲合素(2.5 μg/mL)或抗地高辛抗体(1∶30)。

6)PI 染液(含 PI 5 μg/mL 及无 DNA 酶活性的 RNA 酶 0.1%)。

7)PBS 缓冲液。

8)塑料盖玻片。

(2)样品

1)悬浮生长培养细胞的甩片或涂片。

2)贴壁生长的培养细胞。

3)冷冻切片。

4)常规石蜡切片。

(3)主要设备：二氧化碳培养箱、超净工作台、恒温水浴箱、恒温箱、石蜡切片机、冷冻切片机和荧光显微镜。

【方法】

(1)固定：培养细胞的制片或冷冻切片用 4% 多聚甲醛固定 30 分钟(4℃)后，用 80% 乙醇再固定 2 小时(-20℃)。常规 4% 中性甲醛固定、石蜡包埋之切片进行脱蜡、水化。

(2)洗涤：玻片浸入 PBS 缓冲液，摇床上洗涤 5 分钟，重复 2 次。

(3)反应：洗涤后的玻片用吸水纸吸干细胞或组织周围水分，按 50 μL/cm² 滴加反应液(每 50 μL 反应液含 TdT 酶 0.5 μL，标记的 – dUTP 1 μL)，使反应液均匀地覆盖于所有细胞或组织切片上，盖上塑料盖玻片，置湿盒中，37℃ 孵育 1 小时。

(4)终止反应：去掉塑料盖玻片，将玻片置盛有洗涤缓冲液的染色缸内，洗涤 2 次，每次 5 分钟。

(5)FITC 标记：洗涤后的玻片用吸水纸吸去细胞或组织周围水分，按 50 μl/cm² 滴加 FITC 反应液(含 FITC 2.5 μg/mL)，室温下避光孵育 10 分钟。

(6)洗涤：将玻片置于洗涤缓冲液内，洗涤 2 次，每次 5 分钟。

(7)PI 复染：将玻片置于盛有 PI 染液的染色缸内，室温下避光染色 30 分钟。

(8)封片：用盖玻片直接盖在含 PI 染液的玻片上，亦可用无色指甲油涂于盖玻片四周边缘，置暗盒中，尽早镜检观察。

【结果】

荧光显微镜观察，选用蓝色激发光（波长 488 nm），所有的细胞核均被 PI 着色，显示出红色荧光，而凋亡细胞被特异地标记上 FITC，显示出黄绿色荧光。

【注意事项】

(1)FITC 易淬灭，在显微镜下观察时动作要迅速。

(2)PI 具有毒性，有潜在的致畸作用，操作时要戴乳胶手套，注意防护。

实验七　过氧化物酶标记 TUNEL 检测法

【原理】

利用 TdT 酶将脱氧核糖核苷酸地高辛衍生物（digoxigenin – 11 – dUTP）掺入到凋亡细胞双链或单链 DNA 的 3′ – OH 末端，进而与过氧化物酶标记的抗地高辛抗体结合，最后加入过氧化物酶底物 DAB 及 H_2O_2 显色。在普通光学显微镜下观察结果，以特异准确的定位正在凋亡的细胞。

【试剂与材料】

(1)Balb/C 小鼠，雄性，4 周龄。

(2)pH7.4 磷酸盐缓冲液 PBS。

(3)蛋白酶 K（PBS 稀释至 200 μg/mL）。

(4)抗 Fas 功能性抗体。

(5)含 2% 过氧化氢的磷酸缓冲液（30% 过氧化氢 2.0 mL，PBS98 mL）。

(6)10 × TdT 酶缓冲液（1 mol/L 二甲砷酸钠，10 mmol/L $CoCl_2$，1 mmol/LDTT，500 μg/mLBSA，新鲜配制）。

(7)TdT 酶反应液（10 × TdT 酶缓冲液 10 μL，200 μmoL/L digoxigenin – 11 – dUTP 10 μL，20U 末端转移酶，补 ddH_2O 至 100 μL。新鲜配制，置冰上备用）。

(8)洗涤与终止反应缓冲液（氯化钠 17.4 g，枸橼酸钠 8.82 g，加蒸馏水至 1 000 mL）。

(9)0.05% 二氨基联苯胺（DAB）溶液（DAB 5 mg，PBS 10 mL，临用前过滤，加过氧化氢至 0.02%）。

(10)2% 甲基绿染色液。

(11)过氧化物酶标记的抗地高辛抗体。

(12)其他试剂：丙酮，100%、95%、90%、80%、70%梯度乙醇，二甲苯，10%多聚甲醛，醋酸及松香水等。

(13)主要设备：二氧化碳培养箱、超净工作台、恒温水浴箱、恒温箱、石蜡切片机、冷冻切片机和光学显微镜。

【方法】

1. 标本预处理

(1)凋亡诱导肝损伤：小鼠尾静注射抗 Fas 功能性抗体 15 mg/kg，24 小时后脱臼处死。阴性对照组：小鼠尾静脉注射 PBS。

(2)制备石蜡切片：分离小鼠肝脏，常规处理、石蜡包埋。切片后进行脱蜡和复水。用 PBS 洗 5 分钟。加入蛋白酶 K 溶液(200 μg/mL)，置 37℃水解 10 分钟，除去组织蛋白。用 PBS 洗 4 次，3 分钟/次。

(3)制备冰冻组织切片：新鲜组织用包埋剂切包埋，−80℃快速冷冻，用冷冻切片机切片。切片用冷丙酮固定 5 分钟，用 PBS 洗 2 次，5 分钟/次。

(4)培养细胞或组织中的细胞预处理：将约 6.5×10^6/mL 细胞于在载玻片上滴加 100 μl 细胞悬液涂片，干燥后用冷丙酮固定 5 分钟，用 PBS 洗 2 次，5 分钟/次。

2. 凋亡检测方法

(1)在染色缸中加入含 2% 过氧化氢的 PBS，室温孵育 5 分钟。用 PBS 洗 2 次，5 分钟/次。用吸水纸小心吸去载玻片上组织周围的多余液体，立即滴加 50~100 μL TdT 酶缓冲液，室温孵育 5~10 分钟。

(2)用吸水纸小心吸去载玻片上组织周围的多余液体，立即滴加 50~100 μL TdT 酶反应液，使之完全覆盖组织(细胞)，置湿盒中于 37℃孵育 1~2 小时(注意：阴性对照加不含 TdT 酶的反应液)。

(3)将切片置于染色缸中，加入 37℃的洗涤与终止反应缓冲液，置 37℃孵育 30 分钟，使液体轻微晃动。

(4)组织(细胞)玻片用 PBS 洗 4 次，5 分钟/次。将过氧化物酶标记的抗地高辛抗体滴于组织(细胞)上，置湿盒中于 37℃孵育 0.5~1 小时。用 PBS 洗 4 次，5 分钟/次。

(5)在组织(细胞)玻片上滴加新鲜配制的 0.05% DAB 溶液，室温显色 5~10分钟。用蒸馏水洗涤 4 次，2 分钟/次。

(6)于室温用甲基绿染色液进行复染 50 分钟。用滤纸吸干多余液体，浸入丙酮中分化 20 s，转入丙酮 – 二甲苯(1∶1)稍洗片刻，经二甲苯透明后用中性树脂封片，镜下观察并拍照。

（7）设阳性和阴性对照：阳性对照的切片可以使用 DNAse I 部分降解的标本，如使用地塞米松（1 μmol/L）处理 3～4 小时的大鼠、小鼠胸腺细胞或人外周血淋巴细胞。阴性对照不加 TdT 酶，其余步骤与试验组相同。

【结果】

凋亡细胞的细胞核呈棕色或褐色，正常细胞细胞核为黄绿色。

地高辛只存在于洋地黄植物中，在所有动物组织细胞内几乎不存在能与地高辛抗体结合的配体，因而非特异反应很低。

【注意事项】

（1）整个操作过程片子不能干燥，否则假阳性高。

（2）用核苷酸标记时，标本上的残余液体要吸干，反应温度要稳定。

（3）标记及显色的最佳时间因标本不同，试剂来源不同以及环境温度的差异而有所不同，需要重新摸索。

（4）如果不同标本的大小不同，应根据标本大小适当增加或减少反应体积，标本大小及与所用反应体积应一致。

（5）DAB 具有一定的潜在毒性，操作时要戴乳胶手套，注意防护。

第四节　细胞凋亡相关蛋白的检测

细胞凋亡受许多促凋亡或抑凋亡基因的调控，如 Bcl－2、p53 等。它们的表达水平比例决定了细胞是凋亡还是存活。故检测这些基因的表达水平也成为检测细胞凋亡的一种常用方法。一般多采用 Northern 杂交和 RT－PCR 检测 mRNA 表达水平。随着近年来荧光定量 PCR 技术的发展，用定量 PCR 技术来检测基因表达水平无疑比之前者更快更准确。另外还可通过 Western blot 检测凋亡调节蛋白的表达水平。

近来研究发现 TFAR19（PDCD5）是定位于细胞核，促进细胞凋亡的一种凋亡相关蛋白。凋亡早期 TFAR19 表达水平增高并出现快速核转位现象，伴随着细胞核形态学的变化，持续较长时间，在凋亡小体中仍然可见。凋亡早期 TFAR19 蛋白的核转位早于磷脂酰丝氨酸（PS）外翻和细胞核 DNA 的片段化，提示 TFAR19 蛋白的核转位是细胞凋亡更早期发生的事件之一。研究证明，凋亡早期 TFAR19 的核转位具有普遍意义，不同细胞凋亡早期均出现 TFAR19 高表达和核转位。这为研究细胞凋亡早期所发生的事件，提供了一种新的技术和指标。可用 FITC 标记的单克隆抗体进行 TFAR19 蛋白的细胞定位；用 ELISA 法检测正常人和疾病状态下血清中 TFAR19 蛋白水平及其 TFAR19 自身抗体水平；Western blot 分析原发性肿瘤细胞和正常细胞的 TFAR19 蛋白的表达水平。

实验八　　TRAF19 蛋白的细胞定位分析

【原理】

利用荧光素(FITC)标记的 TRAF19 单克隆抗体为探针，与细胞中被测抗原(TRAF19)发生特异性结合，形成的荧光复合物在一定波长光的激发下可产生荧光，因此利用荧光显微镜或流式细胞仪可检测未知抗原(TRAF19)在细胞的表达及定位。

【试剂与材料】

(1)FITC 标记的 TRAF19 单克隆抗体。

(2)pH7.4 0.15 mol/L PBS。

(3)3% 的多聚甲醛。

(4)PBS – T(pH7.4、0.15 moL/L PBS 含 0.2% Tween – 20)。

(5)胎牛血清。

(6)荧光细胞洗液：pH7.4、0.15 moL/L PBS 含 2% 胎牛血清及 0.1% NaN_3。

(7)主要仪器：低温水平离心机，37℃水浴箱，荧光显微镜，共聚焦激光扫描显微镜，流式细胞仪。

【方法】

1. 悬浮细胞的染色

(1)收获正常和诱导凋亡的细胞(0.5 ~ 1) × 10^6，PBS 洗 2 次，1 000 rpm 离心 10 分钟。

(2)3% 多聚甲醛冰浴 10 分钟，PBS 洗 2 次，1 000 rpm 离心 10 分钟。

(3)加入 PBS – T 溶液，37℃孵育 15 分钟，PBS 洗 2 次，1 000 rpm 离心 10 分钟。

(4)加入 200 mL 胎牛血清，室温反应 30 分钟。

(5)加入 5 mL FITC 标记的 TRAF19 单抗(终浓度为 1∶40)，4℃反应 30 分钟。

(6)荧光细胞洗液洗 2 次，1 000 rpm 离心 10 分钟。

(7)观察：将细胞沉淀滴片，荧光显微镜及共聚焦激光显微镜下观察

TRAF19 在细胞中的定位。同时用流式细胞计定量检测 TRAF19 蛋白的平均荧光强度。

2. 贴壁细胞的原位染色

(1)贴壁生长的对数期细胞铺在 24 孔或 6 孔板中(内有洁净盖玻片),让其爬片生长,待细胞融合到 50%~80%,用凋亡诱导剂处理细胞。

(2)将不同时间点处理的细胞进行免疫荧光染色,染色步骤同悬浮细胞的染色。

(3)将染色的爬片细胞放于一张滴有少量甘油(5 mL)的载玻片上,荧光显微镜或共聚焦激光扫描显微镜观察 TRAF19 在细胞中的定位。

【结果】

正常细胞未见强荧光,凋亡细胞的细胞核呈强绿色荧光。

【注意事项】

(1)FITC 易猝灭,观察时动作要迅速。

(2)被标记的细胞除可以用荧光显微镜及共聚焦激光显微镜进行观察分析,又可以用于流式细胞仪定量检测。

【附】

(1)苏木素液配制

苏木素	2.5 g
纯乙醇	25.0 mL
钾明矾	2.5 g
氧化汞	1.25 g
冰乙酸	20.0 mL
蒸馏水	500.0 mL

将苏木素溶于乙醇中(稍加热),然后将钾明矾溶于蒸馏水,再加入苏木素乙醇液中,并使溶液尽快沸腾后,将火焰熄灭,慢慢加入氧化汞(注意防止溶液溅出),煮沸 2 分钟后,将烧瓶立即浸入冷水中。当染液冷却后,加入冰乙酸,室温保存,用前过滤。

(2)伊红 Y 染色液配制

伊红 Y	0.5~1.0 g
蒸馏水	75 mL
95% 乙醇	25 mL
冰乙酸	1~2 滴

取少许蒸馏水加入伊红后,用玻棒将伊红碾碎,再加入全部蒸馏水,溶

解后加入乙醇。

(3)盐酸乙醇分化液

盐酸 0.5 mL   75%乙醇 100 mL

(4)吖啶橙储存液

将 10 mg 吖啶橙(acridine orange,AO)溶解于 100 mL PBS 中,pH 4.8 ~ 6.0 过滤,4℃避光保存。

附录一 《医学免疫学》教学大纲

一、课程性质

医学免疫学是研究人体免疫系统的结构和功能的科学，阐明免疫系统识别抗原后发生免疫应答及其清除抗原的规律，探讨免疫功能异常所致病理过程和疾病的机制。该课程是与其他基础医学、临床医学学科广泛交叉和渗透的前沿学科，是医学院校的重要主干课程之一。

二、课程目标

学生通过学习医学免疫学课程，应达到以下课程目标：

（1）掌握免疫学的基本概念和免疫系统的组成及功能，理解和掌握免疫应答的规律。

（2）能学会初步运用医学免疫学知识解释某些相关疾病的发病机制，制定防治措施。

（3）结合理论课和实验课的学习，初步掌握医学免疫学的基本技能和基本操作，并逐步具备辨正思维能力和分析问题、解决问题的能力，养成严谨求实的科学态度和工作作风。

三、课程内容和要求

本大纲以曹雪涛教授主编的卫生部规划教材《医学免疫学》（第六版）为依据编写而成，各院校可根据具体情况，参照本大纲组织教学。

"学习目标"分为"掌握"、"熟悉"、"了解"三个层次，前两个层次主要是基本知识和基本理论，后一层次作一般知识性了解。"掌握"内容要讲深讲透，要求学生深刻理解，并能举一反三，融会贯通；"熟悉"内容要重点讲解，要求学生在理解的基础上加以记忆；"了解"内容要概括讲解和让学生自学，要求学生基本理解。每章节的学习目标要求如下：

第一章 免疫学概论

【学习目标】

(1)掌握免疫系统的基本功能。

(2)熟悉固有免疫及适应性免疫的概念和特点。

(3)了解免疫学在临床医学中的应用概况、免疫学发展史及展望

第二章 免疫组织及器官

【学习目标】

(1)掌握免疫器官的组成。

(2)熟悉造血干细胞与免疫细胞的生成,胸腺微环境与 T 细胞的分化。

(3)熟悉淋巴结、脾的结构及 T 细胞区与 B 细胞区,黏膜免疫系统的组成与功能。

(4)熟悉淋巴细胞归巢与再循环的基本概念和生物学意义。

第三章 抗原

【学习目标】

(1)掌握抗原的概念、特异性;表位的概念;T 细胞表位与 B 细胞表位的特点。

(2)熟悉影响抗原免疫原性的因素,抗原的种类。

(3)熟悉超抗原、佐剂、丝裂原的基本概念。

第四章 免疫球蛋白

【学习目标】

(1)掌握抗体与免疫球蛋白的概念。

(2)掌握免疫球蛋白的基本结构、功能区及其功能。

(3)掌握免疫球蛋白的功能和各类免疫球蛋白的特性与功能。

(4)熟悉多克隆抗体、单克隆抗体、基因工程抗体的概念。

(5)了解免疫球蛋白的异质性。

第五章 补体系统

【学习目标】

(1)掌握补体经典途径、MBL 途径与旁路途径的激活物质及主要特点。

（2）熟悉补体系统的组成，三条激活途径的激活过程。

（3）熟悉补体的生物学功能。

（4）了解补体系统的的调控因子。

（5）了解补体的病理生理学意义及其与疾病的关系。

第六章 细胞因子

【学习目标】

（1）掌握细胞因子的概念和特点。

（2）掌握细胞因子及受体的分类。

（3）熟悉细胞因子的免疫学功能。

（4）了解细胞因子的临床应用。

第七章 白细胞分化抗原和黏附分子

【学习目标】

（1）了解免疫细胞膜分子在免疫应答中所参与的功能。

（2）熟悉白细胞分化抗原和 CD 的基本概念。

（3）熟悉黏附分子的概念、分类和主要功能。

（4）了解白细胞分化抗原及其单克隆抗体在临床的应用。

第八章 主要组织相容性复合体及其编码分子

【学习目标】

（1）掌握 MHC 的概念；经典的 HLA－Ⅰ类分子和Ⅱ类分子的编码基因、分子结构、组织分布和功能特点。

（2）熟悉 HLA 复合体的多基因性和多态性。

（3）熟悉 MHC 的生物学功能。

（4）了解免疫功能相关基因，HLA 分子和抗原肽的相互作用，HLA 与临床医学的关系。

第九章 B 淋巴细胞

【学习目标】

（1）掌握 B 细胞的重要表面分子及其作用。

（2）掌握 B 细胞的主要功能及 B－1、B－2 细胞的特点。

（3）熟悉 BCR 胚系结构特点及 B 细胞在中枢免疫器官中的分化发育

阶段。

(4) 了解 BCR 重排机制及多样性产生机制。

(5) 了解 B 细胞中枢免疫耐受的形成。

第十章　T 淋巴细胞

【学习目标】

(1) 掌握 T 淋巴细胞的概念、T 淋巴细胞亚群及其功能。

(2) 熟悉 T 淋巴细胞在胸腺中的分化发育。

(3) 熟悉 T 淋巴细胞的表面分子及其作用。

(4) 了解 T 淋巴细胞的起源及其在外周淋巴器官中的分化发育。

第十一章　抗原提呈细胞与抗原的加工及提呈

【学习目标】

(1) 掌握各类抗原提呈细胞的主要特性。

(2) 熟悉抗原提呈细胞对抗原的摄取、处理加工和提呈的途径。

第十二章　T 淋巴细胞介导的细胞免疫应答

【学习目标】

(1) 掌握 T 细胞对抗原的识别，T 细胞活化的信号要求(双信号刺激)。

(2) 掌握细胞免疫的效应机制。

(3) 了解 T 细胞活化的信号转导途径，抗原特异性 T 细胞克隆性增殖和分化。

第十三章　B 淋巴细胞介导的体液免疫应答

【学习目标】

(1) 掌握 B 细胞对 TD 抗原的识别，B 细胞活化的信号要求(双信号刺激)。

(2) 掌握抗体产生的一般规律。

(3) 熟悉 Ig 亲和力成熟与 Ig 类别转换。

(4) 了解 B 细胞对 TI－1 和 TI－2 抗原的免疫应答。

第十四章　固有免疫系统及应答

【学习目标】

(1) 掌握固有免疫细胞及其识别特点和主要生物学作用。

(2)熟悉固有免疫系统组成和固有免疫应答的概念。

(3)熟悉固有免疫应答的特点和作用时相。

(4)了解固有免疫应答与适应性免疫应答的关系。

第十五章 免疫耐受

【学习目标】

(1)掌握免疫耐受的概念和分类。

(2)熟悉免疫耐受形成机制。

(3)了解免疫耐受形成的影响机制及其可能的临床应用前景。

第十六章 免疫调节

【学习目标】

(1)熟悉炎症因子、细胞因子、补体产生的调节。

(2)熟悉调节性 T 细胞的免疫调节作用。

(3)了解凋亡对免疫应答的负反馈调节,独特型网络的免疫调节。

第十七章 超敏反应

【学习目标】

(1)掌握超敏反应的概念及分型;各型超敏反应的发生机制;I 型超敏反应的防治原则。

(2)熟悉各型超敏反应的常见疾病。

第十八章 自身免疫和自身免疫性疾病

【学习目标】

(1)掌握自身免疫和自身免疫病的概念。

(2)熟悉自身免疫病诱发因素。

(3)熟悉自身免疫病的病理损伤机制。

(4)了解自身免疫病的分类、基本特征和防治原则。

第十九章 免疫缺陷病

【学习目标】

(1)掌握免疫缺陷病的概念、分类和临床特点。

(2)熟悉原发免疫缺陷病的代表性疾病与可能的发病机制。

（3）熟悉 AIDS 的发病机制与免疫学异常。

（4）了解免疫缺陷病的防治原则。

第二十章　肿瘤免疫

【学习目标】

（1）掌握肿瘤免疫的概念、重要的肿瘤抗原。

（2）掌握机体抗肿瘤免疫的机制；掌握肿瘤的免疫逃逸机制。

（3）熟悉肿瘤的免疫学治疗方法。

第二十一章　移植免疫

【学习目标】

（1）掌握同种异体移植排斥反应的机制。

（2）熟悉同种异体移植排斥的类型及其机制。

（3）了解同种体移植排斥的的防治原则。

第二十二章　免疫诊断

【学习目标】

（1）掌握抗原抗体反应的原理：凝集反应、沉淀反应和免疫标记的原理和应用。

（2）掌握免疫细胞分离与分类鉴定的方法，T 淋巴细胞功能测定的方法及基本原理。

（3）熟悉抗原抗体反应的特点及影响因素。

（4）了解 B 细胞和吞噬细胞功能测定的方法与原理。

第二十三章　免疫学防治

【学习目标】

（1）掌握疫苗的概念和种类。

（2）熟悉我国计划免疫的疫苗种类。

（3）了解疫苗的基本要求及其应用。

（4）了解免疫分子和细胞治疗的主要措施。

附录二　实验室规则

1. 学生进入实验室应着实验室工作衣(白大衣或隔离衣)，按照指定位置入座，不必要的物品不得带入实验室，未经教师许可，不得动用仪器、标本和实验材料。

2. 实验室区域内严禁吸烟和进食，禁止大声喧哗和随意走动。

3. 注意安全，一切标本和实验材料严禁食用。在实验中若发生意外事故应立即报告教师和实验管理教师处理。

4. 爱护仪器和实验材料，节约用水和实验材料。凡不按操作规程造成损坏，由当事人赔偿。实验仪器和材料未经教师许可不能带出实验室。

5. 实验中要严格执行操作规程，仔细观察实验现象，认真做好实验记录，根据实验过程分析实验结果，写出实验报告。

6. 实验完毕，在教师和实验管理教师的指导下妥善处理废物并清点好实验器材，归还原位，做好清洁，经教师许可才能离开实验室。

7. 实验课完成后，教师和实验教学管理人员应分别做好实验登记工作。

参考书目

[1] 曹雪涛.医学免疫学[M].第6版.北京:人民卫生出版社,2013.

[2] 余平.实验免疫学[M].长沙:湖南科学技术出版社,2011.

[3] 王兰兰.临床免疫学与检验[M].第4版.北京:人民卫生出版社,2007.

[4] 刘辉.临床免疫学与检验实验指导[M].第3版.北京:人民卫生出版社,2007.

[5] 杨廷彬,尹学念.免疫学检验[M].第2版.北京:人民卫生出版社,2003.

[6] 沈关心,周汝麟.现代免疫学实验技术[M].第2版.武汉:湖北科学技术出版社,2002.

[7] 吴雄文,梁智辉.实用免疫学实验技术[M].武汉:湖北科学技术出版社,2002.